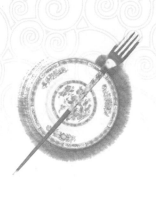

天道养生的饮食法则

（第二版）

解　博◎著

中国中医药出版社

·北京·

图书在版编目（CIP）数据

天道养生的饮食法则 / 解博著 . —2 版 . —北京：中国中医药出版社，
2017.10（2024.6重印）

ISBN 978 - 7 - 5132 - 4319 - 3

Ⅰ . ①天… Ⅱ . ①解… Ⅲ . ①食物养生 Ⅳ . ① R247.1

中国版本图书馆 CIP 数据核字（2017）第 154912 号

中国中医药出版社出版

北京经济技术开发区科创十三街 31 号院二区 8 号楼
邮政编码 100176
传真 010-64405721
廊坊市佳艺印务有限公司印刷
各地新华书店经销

开本 710×1000 1/16 印张 10.5 彩插 0.5 字数 136 千字
2017 年 10 月第 2 版 2024 年 6 月第 3 次印刷
书号 ISBN 978 - 7 - 5132 - 4319 - 3

定价 39.80 元
网址 www.cptcm.com

服 务 热 线 010-64405510
购 书 热 线 010-89535836
维 权 打 假 010-64405753

微信服务号 zgzyycbs
微商城网址 https://kdt.im/LIdUGr
官 方 微 博 http://e.weibo.com/cptcm
天猫旗舰店网址 https://zgzyycbs.tmall.com

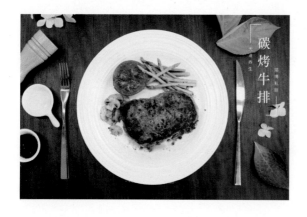

【早餐】碳烤牛排

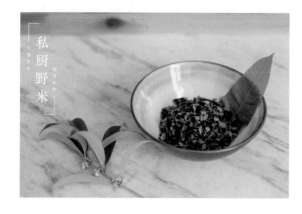

【主食】私厨野米

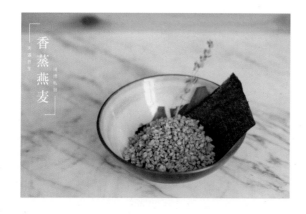

【主食】香蒸燕麦

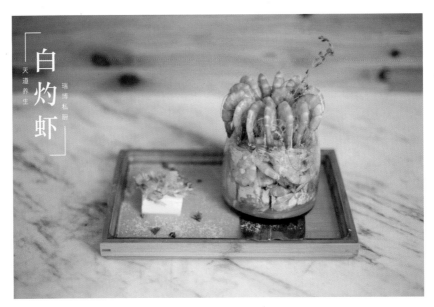

【午餐】白灼虾

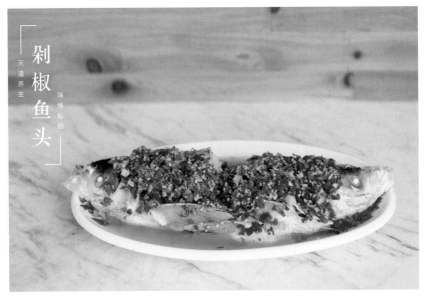

【午餐】剁椒鱼头

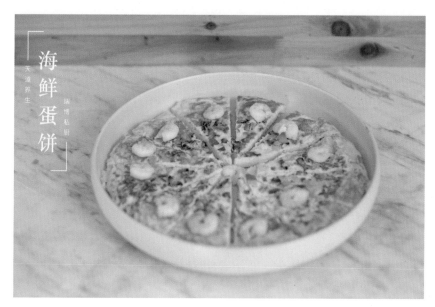

海鲜蛋饼

天道养生　瑞博私厨

【午餐】海鲜蛋饼

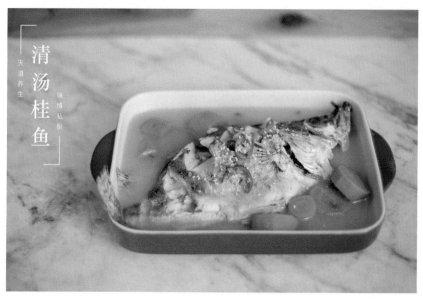

清汤桂鱼

天道养生　瑞博私厨

【午餐】清汤桂鱼

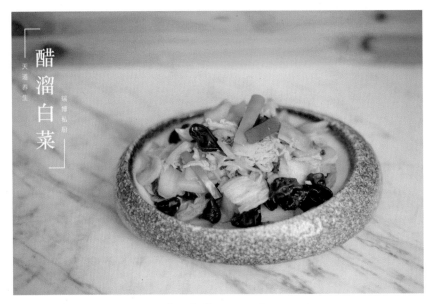

醋溜白菜

天道养生　瑞博私厨

【晚餐】醋溜白菜

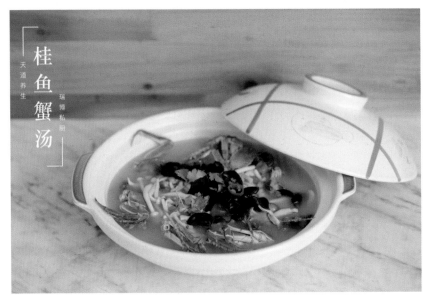

桂鱼蟹汤

天道养生　瑞博私厨

【晚餐】桂鱼蟹汤

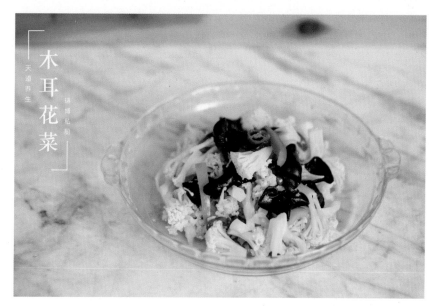

木耳花菜

天道养生　瑞博私厨

【晚餐】木耳花菜

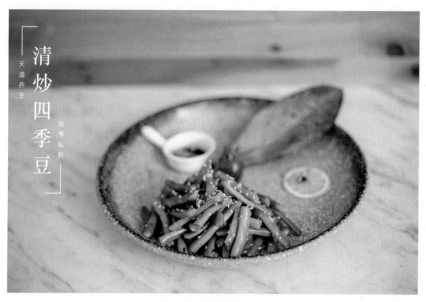

清炒四季豆

天道养生　瑞博私厨

【晚餐】清炒四季豆

前　言

　　生命是按什么规律运行的？人是怎样活着的？人为什么会生病？又是如何康复的？而主宰这一切的又是一个什么逻辑？在没有弄清楚这些之前，妄谈医疗与养生，都流于主观臆造或人云亦云，充其量也只是积累一些小知识，甚至贻害读者。

　　由于研究糖尿病的关系，我花了十年的时间来研究饮食。糖尿病的主要病因之一就是长期的饮食结构错误，中医术语称为"内伤饮食"。经过细致的研究，我终于找到了一种较为健康的饮食方法，同时也区分出不健康的饮食陋习。只有掌握了饮食健康的规律，并明确为什么这样吃最健康，才是知其然亦知其所以然。

　　然而，在现实生活中，很多人被教条所蒙蔽，错误地选择了有害的饮食。例如，人们普遍认为吃素的人比较健康，这已被统计数据证明是错的。再如，每天要喝八杯水、多喝水比较健康、多吃水果比较健康、维生素有益健康、白肉比红肉好、脂肪越少越好、吃素可以降低胆固醇等观点，都经不起仔细推敲，也都是片面的。

　　我的思考基于博大精深的中国文化的沉淀，同时也参酌了现代西医学及营养学的知识，希望能在有限的篇幅里尽量深入地阐述。有些个人的独特经历和当初所思所得的激动，更期待能与读者分享。

目 录

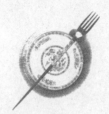

第一章

概论

第一节　饮食与文化

我生长在内蒙古阴山脚下的一个小城里。由于阴山正好是农业和牧业的天然边界，我从小就领略了这两种不同的饮食文化。

草原牧民们每日的主食就是牛羊肉、奶制品，再加些炒米。夏天会采摘一些野生植物，如沙葱、车前草、蒲公英之类，以及菌类。青年牧民每日肉食量为 7～8 磅，奶制品最少也有 3～5 磅。算起来，每日摄入的脂肪量就有 2～3 磅。上中学时，我和几个同学去草原游玩，第一餐就是传统的手把肉。大碗的纯肥肉看了确实有点触目惊心，主人一定要把羊肩上的肥肉亲自递给客人吃。那一天，我大约吃下去 5 磅的羊肉，另外只吃了点炒米，喝了点奶茶。之后的几天，我们骑马、爬山，玩得很疯，精力也很充沛，直到第三天离开时都没有感到饥饿。正是那一次的经历，让我明白了为什么蒙古人的耐力那么好，也明白了不同的饮食对人体的巨大影响力。

记得有一次，也是上中学时，我第一次去农区游玩，在那里我体会到了纯粹的农区饮食文化。当时的农民，一年四季大部分时间是纯粹的素食者，一日三餐的淀粉来源主要是莜麦、荞麦、黍子和马铃薯。蔬菜大多产在夏秋，冬春只能依靠有限的几种窖藏蔬菜，多半是葱、白菜、马铃薯和萝卜。当地没有腌肉，蛋白质和脂肪的来源都是新鲜的肉类和蛋，但只有逢年过节才可以吃到肉。鱼虾很多人都没有见过，更不要说作为食物了。那天是在同学的亲戚家吃饭。夏天植物生长旺盛，蔬菜和马铃薯是刚从地里摘的，粉条是自家新做出来在院子里还未晒干的那种，油是新榨出来的胡麻子油，只是简单的几样，便煮成满满的一大锅。主食是刚打下来的莜麦做成的蒸莜麦面。这些做法极简单的饭菜，味道至今令我难忘。让我惊讶的是，整整一大锅菜都被吃了个精光。农民兄弟的战斗力真是强啊！尤其是在农忙季节，每天干重体力活，所以吃得特别多。其中一位青年农民讲，馒头他最多可以吃 12 个，面条 4～5 碗没问题，莜麦面就能吃两碗。当地的一句俗语："三十里的莜面，四十里的糕，二十里的荞麦饿断腰。"糕，就是黍子（黄米）炸糕。

由于当时商品经济不发达，农区的饮食结构与一千年前的中国北方应该是完全相同的，牧区的饮食结构甚至几千年未变。这给了我一个难能可贵的机会来观察原始状态下不同的饮食结构对人类健康及寿命的影响。牧区纯肉食并未对蒙古人的健康造成多大的损害，而农区的近乎素食主义也未能提高多少农民的寿命，牧区蒙古人的寿命反而更长一些。这多少颠覆了我们的传统观念。

青年时期，我来到了美国，一住十几年，体验到了美国的饮食文化是一种西方饮食文化和现代速食主义的杂烩。美国人讲究成分和速度。超市中的食品包装上，大都有一份非常细致的成分说明。一份现代早餐或午餐都可以用微波炉或加热的方法在几分钟内准备好。一份美国传统式的早餐，是营养丰富和高热量的。标准的式样多半是一份煎蛋，一份煎培根，一杯冰牛奶或一杯果汁，一块面包；比较现代的则是一杯冰牛奶或果汁，一碗膨化麦片或其他谷物，一盘水果；比较激进的则是一杯冰冷的鲜榨果菜汁，一份酸奶；比较堕落的则是甜甜圈，加了大量糖的咖啡，再加冰牛奶或果汁；当然，还有其他各式各样的早餐。在一个多元文化的国家里，美国的饮食是杂乱的。

我到美国的前几年就被美式饮食文化所震惊。一次跟一群美国同学去科罗拉多州滑雪，彻底吃了一周纯美式的食物，那只能用"震惊"两个字来形容。美国食物是典型的大寒配大热，来达到一种平衡。主食多是面食和肉类，制作方法都是烘烤或油炸，火性十足，吃一顿没感觉，吃一周就知道有多足了。加上整日的激烈运动，我感到浑身燥热，像美国人一样不怕寒冷。美国人嗜喝冰水，这是一种再自然不过的反应。这样可以将体内由火烤或油炸食物引起的热火用冰水浇灭。那一周我每顿饭都喝冰水，仍然出现了严重的便秘，而且回到加州的时候，母亲难过地看到我脸上脱了一层皮。虽然美国人也吃生菜沙拉，但蔬菜的摄入量还是太少了，因为一大盘生菜稍微炒一下就会变成一小盘，而面包里夹的那几片蔬菜简直就是个点缀。中国人的蔬菜摄入量应该至少是美国人的3倍。

美国的饮食文化在20世纪60～70年代达到了一个工业化的巅峰，麦当劳、肯德基、汉堡王等十几个品牌的快餐取代了传统饮食。快餐中使用的加氢基的油，可以耐高温，反复烹制，久放而不变质，已经不是生物界能见到的油脂了，是一种人造的工业品。可乐、雪碧、七喜等碳酸饮料成为主流；标榜纯天然的果汁加入了大量的糖分；蔬菜、谷物大量使用化肥、农药；肉类的来源从养殖到加工再到烹饪，使用了大量的生长激素、抗生素、瘦肉精等工业化学品，像工业品一样被过度加工。有人统计美国人发明并使用至今的食品添加剂多达3000种。除了这些，在水果上面打蜡而更好看，给肉类表面喷一层化学品而更诱人，给酱料加入鲜艳的色素，给瓶装罐装食品加入大量的防腐剂——这些都造成了美国人民在接下来的三四十年里要遭受额外的病痛之苦，其中肥胖恐怕是最明显的现象。从统计数字上看，美国人已经是全世界最肥胖的人群之一了，肥胖的比率甚至超过了50%。几任美国总统都大声疾呼——美国人民要减肥，但成效甚微，原因就是饮食文化上的大错造成的。

20世纪60年代，亨利·毕勒医生在《食物是最好的药》这本书中对美国的医药体系及饮食文化都作了猛烈的批判。他甚至认为，"我们应该把西药都丢到大海里去，那样只对人类有利而对鱼不利"，"正确的食物可以治好80%的慢性疾病"，"西药只是在缓解我们的症状而已，几乎所有的慢性疾病都是自己康复的，而在这个康复过程中食物比西药更有用"，"我们的身体有强大的自愈能力"等。但从书中的例子看，他在食物医药的使用法方面，还处于研究的初级阶段。比如，他曾长途跋涉来到一位腿部发炎、长脓疮的病人家里，病患只有四十几岁，腿部脓疮已数年，服了一些抗生素但无效，担心腿要被截肢。毕勒医生仔细询问了他的饮食情况，发现由于这个病人是自营猪场，地处偏僻，没有商店，所以长年的食物只有面粉、白糖、猪油及猪肉，于是嘱咐患者不要再吃抗生素了，需要吃大量的蔬菜。患者回答说，这里买不到蔬菜。毕勒医生指着农场里遍地的苜蓿说，你可以吃这个。故事的结尾是，病人遵医嘱，两个月后脓疮就不药而愈了。从这个典型的例子可以看出：一是 20 世纪 60 年代美国人的饮食观念是非常糟糕的，一直吃面粉、白糖、猪肉、猪油，以中医的语言就是"膏粱厚味，足生大疔"；二是美国人求新求变的决心。

第二节　寻找健康的饮食方法

从 20 世纪 60 ～ 70 年代开始，美国人对食物的种类、来源、食用方法都有一些反思。我们今天看到的有关饮食文化的新理念主要是这一阶段的产物。

一、有机食品

有机食品是 20 世纪 70 年代加州柏克莱大学一群嬉皮士发起的。他们认为，健康都被化肥、农药以及防腐剂给毁掉了。这一群嬉皮士自耕自种蔬菜水果，自己养鸡、收鸡蛋，完全杜绝化肥、农药和防腐剂，然后聚集在柏克莱的人民广场互相交易——这就是有机食品的雏形。几十年过去了，从人民广场不仅走出了 Wholefoods Market（绿色食品店）这样年销售额上百亿美元的有机食品超市，在全美促成了有机食品的标准和认证，而且在全世界形成了有机食品的潮流。

二、生食主义

1975 年，Viktoras Kulvinskas 发表了著名的生食主义新书《21 世纪生存手册》，提出用新鲜的小麦草汁和蔬菜汁来治病，揭开了美国生食主义的序幕。1984 年，Leslie Kenton 发表的《新生食主义》奠定了理论基础。到了 20 世纪 80 年代后期，Max Gerson 用大量的新鲜水果和蔬菜汁作为唯一的饮食来治疗癌症病人，达到对生食主义想象的巅峰。生食主义直到今天仍有很多信众，但以一种边缘状态存在着：一是大多数人很难做到；二是生食主义确实有可能造成很大的身体伤害和疾病，并不是一个科学的饮食观。我在临床实践中接触了很多生食主义患者，有的是因为大量饮用小麦草汁而引起肾衰竭，多数是因为饮用不适合的果菜汁而出现身体不适。生食主义虽不成功，但却是一个伟大的探索，给了我们很多启发。

三、纯素食主义

纯素食主义多半是一种精神方面的追求，多见于佛教或道教信众，其历史有千年之久，在美国的兴起也是在 20 世纪 60 年代。当时，年轻的嬉皮士对传统基督教开始反思，希望寻找其他的精神源泉，所以佛教、道教、印度教等东方的宗教一时盛行，随之而来的纯素食主义生活方式也得以流行。从人类的精神领域看，纯素食主义的不杀生、怜悯仁慈值得推崇，我很钦佩。如果从健康的角度来追求，那就完全领会错了。纯素食容易造成身体过于寒凉，日久则阳气虚衰而造成很多疾病。纯素食主义者要特别小心，要将自己的饮食调配到寒温平衡，同时要注意营养丰富。我建议可在每日早晨吃一点生姜来平衡纯素饮食的过寒。

四、阿金纯肉食主义

随着 1972 年 Dr. Atkins 发表的书籍 *Diet Revolution*（《阿金博士的

饮食革命》）的诞生，美国就掀起了一股阿金减肥法的浪潮。2003 年最盛行的时候，每 11 个美国成年人就有 1 个试过，甚至当年美国的淀粉食物销量下降了几个百分点。其盛行的原因有两个：一是比较容易坚持；二是确实非常有效。阿金博士认为，导致肥胖的主要原因是食用精制碳水化合物，尤其是糖、面粉和高果糖玉米糖浆。限制碳水化合物的摄入，目的是转变身体的新陈代谢方式，由以葡萄糖为燃料的燃糖代谢转变为以体内储存的脂肪为燃料的燃脂代谢。因为脂肪和蛋白质比碳水化合物消化的时间更长，减肥者不易感到饥饿。研究表明，实行阿金饮食法 1 年后的减肥效果比低脂肪饮食法的效果好。

从长期的观察发现，阿金饮食法的问题很大，人体一旦习惯了这种饮食，脂肪就会重新开始堆积，而且纯肉食容易使人产生过量的酮酸，也容易使胆固醇增高。高蛋白质、高脂肪的饮食结构是不能接触糖分的，这在现代社会很难做到。据报道，有些加拿大北部地区的印第安人部落中，有高达 80% 的成年人患有糖尿病。美国的一些食肉部落的印第安人部落也有 60% 的成年人患糖尿病。这是因为他们长年纯食肉或食鱼，身体的胰岛素分泌量很低，突然接触到一点点糖分和高碳水化合物，就会使体内的胰岛素突然升高，胰脏和身体都无法负荷这种变化而致。最后不得不提一下，号称终生使用阿金饮食法的阿金博士，最后死于心脏病，去世时体重高达 258 磅。

除以上各大派别之外，还有一些小的派别，分述如下：

断食主义者认为，人类每一年应该有一至两周的时间断食，也就是完全不进食，只饮水，或仅吃少量蔬菜，以彻底清除人体内的毒素。

饮水派认为，人体只有大量饮水，方可清除机体的毒素，保持健康，并且经过计算，得出人体每天细胞消耗掉的水分底线是 2000 毫升。

早餐清水派，主张早晨起床要饮用两大杯清水，以清洗肠胃，帮助人体排出一夜积蓄的毒素。

早餐果汁蔬菜派，主张早餐必须要饮用一大杯新榨的蔬果汁，认为这样可以解除身体中的毒素。其中更有很多不同的蔬果组合，如芹菜与苹果的组合，或八种蔬菜的组合，或四种水果与四种蔬菜的组合，最极端的一种是服用新鲜的柠檬汁。我就遇到过一个病人，因服用了新鲜的柠檬汁而导致严重的胃出血。

再如一些牛毛小派，如早餐喝一杯蜂蜜水者；早餐只吃水果者；坚持一日一个苹果，气死医生者；不吃早餐者；一日两餐者；一日一餐者（过午不食，多为修行者，非为健康，只为信仰）；一日五餐者（也叫少量多餐）等。

其实，人类对于吃饭这平生第一大事，也是最稀松平常的事情，一直都是迷茫的。从道家的辟谷食气到佛家的茹素，到伊斯兰教、天主教、基督教的洁净食物及斋戒，都可以看出人类对饮食的重视，因为饮食至关生死。但是我们可以看出，现代的所谓饮食革命，其实大多思路不清，没有规律性的指导原则，有的只是杂乱的知识堆积。

第三节　我的分析方法与实践

经过多年的临床观察和社会观察我发现，现代人的饮食观念与古代不同，面临太多选择，反而不知所措，迷失了心性。多数新的饮食流派太过激进，比如，要么否定火对人类的帮助，而选择全生食主义；要么纯素，视肉类为毒素；要么纯肉食，以碳水化合物为肥胖之源；要么大量喝某种被认为有神奇疗效的果菜汁。从中我没有看到完整的饮食理论，看到的是各种标新立异、各种拿自己做实验之后的疾病和伤痛。

一、人类历史上在原始状态下的饮食模式

（一）肉食性饮食模式

单纯以动物蛋白质和脂肪为主要食物，配合少数野菜、海带海草。这其中包括蒙古人、哈萨克人等游牧民族，也包括鄂温克族、锡伯族、赫哲族、满族等渔猎民族。整个环北极圈的民族都是以纯动物性脂肪和蛋白质为唯一食物的民族。我在美国华盛顿州访问过一个印第安保留区，仅在一百年前，这里的印第安人还是以鲸鱼和鲑鱼为几乎唯一的食物来源。在非洲甚至有一个人数很少的游牧民族主要以饮牛奶为生，他们一样可以活得很健康。

（二）纯素食饮食结构

主要以植物淀粉和蛋白质、植物性不饱和脂肪酸为主食，配合种类繁多的蔬菜。这主要包括修行的人群、有特殊宗教信仰的人群、佛教徒、大多数的道教徒、历史上的摩尼教徒。在印度南部，80% 的人群是吃纯素食的。

（三）杂食性饮食结构

以淀粉为主食，配合少量动物性蛋白质和脂肪及种类繁多的蔬菜。同时，我们也发现人类历史上没有出现过只以水果或蔬菜为主食的民族。这明确地告诉我们：水果或蔬菜只是一种辅助性食物，不可以当成正餐来食用。

二、研究饮食的主要方法

（1）通过统计学报告来研究各种不同的饮食模式对人类的健康和寿命的影响。

（2）研究不同种类的食物在人体代谢过程中和内分泌系统的相互作用。

（3）研究不同种类食物在人体被消化后产生的能量和营养在人体的储存、输送、燃烧的路线图和时间长短。

（4）研究食物的成分与人体健康的关系。

（5）研究不同的烹饪方法、食品加工方法对食物的结构会产生什么样的改变，以及对人体的影响。

（6）制订不同的饮食模式并亲自尝试来验证其中的差别，找出最好的一种饮食模式。

（7）最主要的是用中医理论来研究饮食。

三、研究中发现的有趣饮食现象和食物

在这 10 年的研究过程中，我发现了一些有趣的饮食现象和食物。

（一）酱油

酱油是中国人生活的必备物，也正是酱油保护了我们的心脏——这是我用统计学分析的结果。在世界主流媒体上，营养学专家主要在宣传这三个食物，红酒、咖啡、橄榄油对心脏有很好的保护作用。但是西方国家心脏病所致的死亡率都很高。大量食用红酒、咖啡、橄榄油的法国、美国、意大利人，心脏病所致的死亡率约为 30%。印度人没有大量食用红酒、咖啡、橄榄油，心脏病所致的死亡率也是 30% 左右，因此并不能支持这些论点。而中国人、日本人患心脏病所致的死亡率是 10% 左右，食用红酒、咖啡、橄榄油的比率又是非常低的。经过思考比对发现，中国人、日本人的饮食习惯与其他民族的不同之处，主要是日常生活中常食酱油。酱油是通过红曲霉菌发酵产生的，这种发酵产物可以降低人体的胆固醇。这也许就是日常生活中常食酱油降低了东亚人心脏病发病率的原因。这个结果在韩国、中国台湾及香港地区一样适用，心脏病所致的死亡率是 10% 左右。所以，酱油才是真正保护心脏的天使。

后来，我在诊所和一位生物统计学博士聊起这个话题，她受到了很大启发，花了近 1 年的时间做了一份详细的生物统计学报告来证明这个事实，发表后引起了很大的反响，被世界各方面引用 500 多次。如果合理地包装宣传的话，未来酱油将进入全世界人们的餐桌上。中

国传统的、廉价的酱油将被卖到跟红酒一样的价钱，这是我所愿意看到的。

（二）牛肉

我认为，牛肉可以有效预防糖尿病，甚至在治疗方面也起到一些作用。研读《黄帝内经》时读到五畜对应五脏的关系，牛肉对应脾脏。我们知道，中医的脾脏包括西医的胰脏，所以古人认为牛肉是健脾的，也是保护胰脏的，可以预防糖尿病。那么，从统计学可以找到一些相应的证据吗？找到了一些，但还不是很确切。

美国人白糖的食用量是中国人、日本人的七八倍，但美国人糖尿病的发病率却与中国人、日本人几乎相同。如果中国人或日本人的白糖食用量达到美国人的相同程度，那糖尿病的发病率可能就会达到现在的数倍之多，成年人可能将达到 50% 左右。难道是因为人种的关系吗？印度人和美国人是一样的印欧人种，印度人的糖尿病发病率却是世界上最高的，有七八千万人口是糖尿病患者。美国《时代》周刊曾报道，在印度，人们的生活轨迹就是发财、买车、买房子、娶老婆，然后得糖尿病。同样的人种，印度人糖尿病的发病率如此之高又是为什么呢？原因就在于牛肉。美国人食用牛肉的比率如同白糖一样，同样是中国人、日本人的 7～8 倍；而印度人认为牛是他们的神灵，甚至大多数印度人终生没有吃过牛肉。这就是印度人糖尿病的发病率奇高无比的原因，也是美国人多吃糖而糖尿病发病率并不高的原因，又是中国人、日本人吃糖不多而糖尿病发病率也不低的原因所在。

（三）牛奶

另一个比较有趣的发现是，在全世界范围内，习惯饮牛奶和酸奶的人群里，肝癌的发病率都会低一些。即使在中国人中，藏族群众和蒙古人都是习惯饮牛奶的，他们的肝癌发病率、乙型肝炎的发病率都非常低。我看过一位意大利医生塔拉玛利博士的研究报告，可以为喝牛奶保肝这一理论提供一点佐证。在考察了其他因素之后，他发现牛奶和酸奶的高摄入量，可以降低 78% 的肝癌发病率。另外我发现，喝牛奶还有其他的好处，可以降低中风的发病率。中医典籍《本草纲目》记载，牛奶性偏凉，养阴，尤养肝肾。据我观察，高血压患者多有偏阴虚的表现，多喝牛奶可以养阴。

第四节　天道饮食法的重大意义

现代大多饮食流派的理论系统是非常薄弱的，其主要手段就是元素分析法，只是注重在吃什么上，也就是说，食物含有什么营养成分和人体需要什么营养成分。这是非常重要的方向，但也是非常片面而单薄的研究方法。

学术界的统一看法是：《黄帝内经》是中医学的根本，是中医学的万经之源。我系统研读后发现，《黄帝内经》还是一个断代产物，之前的中医学必定仍有渊源。而古人又是按什么宇宙观、方法论来写《黄帝内经》的呢？在进行了长期的考证后我发现，《河图》《洛书》中的宇宙观和方法论就是中医学的终极理论，是最根本的大法。之后我做了近 3 年的研究，发表了论文《河图·洛书——脾的现代研究》。再重读《黄帝内经》，仿佛一扇门向我打开了，我终于明白了古人对人体的认识、对疾病的认识及治疗方法是基于这种宇宙观的。

由于《河图》《洛书》讲的主要是天道，暂且把我制订的这种饮食方法命名为天道饮食法，以区别于西方传统的宇宙观和元素分析法。《河图》《洛书》的宇宙观描述的主要是时间法则和能量法则，所以体现在天道饮食方法的独特之处主要是以下几点：

（1）是按《河图》《洛书》描述的人体生物钟来设计的。

（2）是按《河图》《洛书》描述的人体能量运行规律来设计的。

（3）是将食物的能量分成升、降、沉、浮四种方向（在人体消化、代谢过程中产生的能量性质）。

（4）是将食物的属性分成寒、热、温、凉四种特性搭配食用，来平衡人体和天地的寒、热、温、凉。

（5）同时也非常重视食物成分。

在 3 年不间断的自我人体试验之后，我在临床上广泛地采用了这一套饮食方法，就是一手开药方、一手开饮食处方的疗法，尤其是对于一些内科疾病，比如糖尿病、高血压、高胆固醇、高甘油三酯、肥胖、脂肪肝、心脏病、失眠、便秘、胃酸过多、胃病、月经不调等，都取得了卓著的疗效。我曾经使用这种综合疗法治疗了很多在平时看来难治的疾病。比如，我在一个半月时间里将一位病人的胆固醇从高达 1300 单位以上的程度降低到 130 多个单位，降低了 90% 左右。而这位病人即使是遵医嘱，吃素长达 4 年，并服用大剂量立普妥，依然只能降到 600 多个单位，肝的转氨酶则上升至 90 单位以上。当然，最典型的还是糖尿病，在最近的 6 年里，我借助这种天道饮食法治愈了近百例糖尿病患者，其中有患病近 40 年的老糖尿病患者，有打胰岛素的患者，也有初期的患者。治愈的患者一般过后都表现良好，复发的仅是极个别的例子。

我认为，天道饮食法基本上是一个没有什么副作用，容易使用和坚持，不影响日常生活，对健康有强大影响力的高级养生饮食法，对很多疾病尤其是内科疾病有一定的治疗作用。缺点是对食物性质的掌握需要长期的学习和自身体验，否则有可能使用错误，因为这是一个复杂的综合饮食方法。

第五节　何以天道渐不为人知

天道的规律在 2000 年前就被古人发现并总结出来了。中医的基础理论正是来源于它，中医的全套养生哲学及方法都遵循着这一总规律，不管是饮食、气功、推拿，还是中药、针灸，甚至是房中术，都根据这一规律衍生而来。但是流传至今却渐渐地模糊了，或者披上了一层神秘的外衣，直至被认为是封建迷信而抛弃了。正因这个源头不清，中医被认为并没有什么理论，是处于原始状态、靠直觉和经验来治疗的一种经验医学，从而直接导致现代中医的衰落。这不仅是中医学的悲哀，也是中国文化的悲哀。

天道的来源太过古老，从9000年前到7000年前的仰韶文明、红山文明时期，最初并无文字记载，只用图像表达。这个理论在历史上也是逐渐被丰富、被修改出来的。中华文明的正根是不信鬼神，没有宗教的。因为天文学才是中华文明的真正根基，所谓"天道，天人合一也"。从《诗经》中的名句"七月流火，九月授衣"可以看出，天文学知识在当时的重要地位。那种流传在民间的天文学知识，到了元末几乎已荡然无存了。距现在800多年前的医学家朱丹溪讲，《黄帝内经》"文字古奥，今人多不识"。这种文化的传承在一次次战火中渐渐湮没，其中一次就是五胡乱华、两晋南北朝长达300多年的大动乱，另一次就是宋末金元时期的大动乱。这两次是我们不肯承认的中华文明某种程度的中断。仅举一例，汉朝时期中国的历法还是世界上最先进最准确的。当时古罗马颁布的历法实行100多年后，春天的来临日就较实际的日子错后了近100多天，可见其落后。然而彼升我落，到了明朝，中国的历法已然不准确了，需要罗马人来帮助。修历法是国家大事，由监天司主管，居然由意大利人利玛窦来主持，可见中国退步之大，文化衰落之巨。

近现代三四百年以来，西方文明高歌猛进，世界上其他文明万马齐喑，一片黯淡。西方文明由于宗教的原因是一种比较排他的、唯我独尊的文明。所以，在西方文明的传播过程中，许多其他文明被消灭掉了，其中包括玛雅文明、阿兹特克文明等南北美洲几乎所有的印第安文明。非洲的多数文明荡然无存，亚洲的许多文明也在加速消失中，只有伊斯兰文明、中华文明稍具抵抗力。

在救亡图存的这个过程中，精英们为了迅速引进西方的"德先生、赛先生"，出于一种策略，刻意打压本土文明、传统文化的优秀性。比如说，早在东汉时期，张衡就已经懂得地球是圆的，地球绕月球旋转，月球绕地球旋转，太阳的光是像火一样自己发射出来的，月球的光是靠反射太阳光线而来的，月食及月亮的阴晴圆缺都是因为地球遮住了太阳的光线造成的，以及地球的偏角、赤道的轨迹、黄道的轨迹，并以此做出了可以运转的浑天仪。但精英们非要说中国人自古就是认为天是圆的、地是方的，所谓"天圆地方"说。直到西方人发现地球是圆的，又反说"日心说"是较张衡晚近千年的哥白尼第一个发现的。

在这样一个大背景下，作为一个中国人，心中的挫折和自卑感是可以理解的。这也是为什么自清末以来，中国人中的精英分子，无论是清末的章太炎、梁启超，还是民国的胡适、钱玄同、鲁迅，甚至是现在的杨振宁、何祚庥，都对中华文明的传统哲学抱有否定、抵触的态度。比如梁启超就讲，阴阳五行是"中国之五千年封建大本营也"，钱玄同甚至认为应当废除中文，杨振宁讲《易经》没有科学性，何祚庥讲看不懂阴阳五行。除了他们可能真的没有看懂中国的传统哲学外，这种现象的出现可能也是因为这些精英们是跪着看西方的。而看东方时，他们又自我转换成了西方文化的代表，自然有了一种西方优越感。以这种态度学习下去，只能是紧跟在西方后面，绝不可能有所超越，而自己的东西白白丢失掉了。即使是中国传统的东西，往往也是当西方认为有价值时，我们才突然醒悟过来，原来它们这么宝贵！

中国的饮食文化、养生、医药都是非常好的东西，值得我们骄傲，即使只为健康着想，也值得我们珍惜。

第二章
天道与中医

第一节 何为天道

每一个文明的核心起源及信仰决定了它的寿夭、贫富、强弱、善良或残暴、开放或闭塞、紧密或松散、规模广大与否。就像一粒种子，决定了后来长出来的植物是苍松翠柏还是小草爬藤。那中华文明的核心是什么呢？我谓之天道。诸位不禁要问，我等为什么从未听闻此说，那天道是何物？又来源于何处？现在又表现为何？都说中国人并无信仰，你道说有，有何根据？

一、天道是主宰宇宙的法则

在西方古代，人们也在努力寻找天道。古希腊的亚里士多德一生都在追寻整个宇宙的第一原则，这位先德苦苦追寻的其实就是天道，为我们留下了大量的精神财富。在古希腊时期也讲世界的主宰是一种 logos，充塞天地，弥漫世界，无处不在，logos 也就是我们后世"逻辑"一词的来源。

"天道昭昭，顺之者昌，逆之者亡。"《素问·四气调神大论》曰："逆之则灾害生，从之则苛疾不起，是谓得道。道者，圣人行之，愚者佩之。从阴阳则生，逆阴阳则死，从之则治，逆之则乱。反顺为逆，是谓内格。是故圣人不治已病治未病，不治已乱治未乱，此之谓也。夫病已成而后药之，乱已成而后治之，譬犹渴而穿井，斗而铸锥，不亦晚乎？"《黄帝内经》中的这一段话，讲的就是无论治病、养生，还是治国，是否顺应天道，顺阴阳之法，成败立见。古人的语言，虽距今 2000 余年，仍闪耀着智慧的光芒。

二、天道更是中国文化的根源

大凡经史子集都与天道有着密切的关联。《易经》号称是万经之源，其实也来自于天道。《道德经》五千字流传千古，其中大讲特讲的，冥冥乎，幽幽乎，玄之又玄，是谓天地根的道，也是天道。《论语》中孔子所讲"朝闻道夕死可矣"的道更是天道。孔子五十而学"易"，爱不释手，终日把玩，传作《系辞》，是因为《易经》中有他可以为之朝闻夕死的道。先秦诸子百家，包括儒家、道家、法家、墨家、阴阳家，大多讲的都是天道的不同侧面。

天道正是中医学的正根主干。中医学的圣经《黄帝内经》便是阐述天道作用于人体的一部书。清代经学家廖平，曾将《河图》《洛书》《易经》《黄帝内经》反复印证，证实了《黄帝内经》的理论本于《易经》，而《易经》之数理又取之于《河图》《洛书》。医圣张仲景所书《伤寒论》更道尽了天之三阴三阳，地之三阴三阳，人之三阴三阳交相变化，相害之为病，克制相生之为治的道理。明白了其中的道理，才能明白如何治病、养生。

三、天道也是帝王之道

在中国，明确知道天道的人不多，最主要的就是历朝历代的帝王。正史记载，自秦始皇登泰山封禅，直到清王朝，祭天这事就是帝王专擅。如今，北京还巍然耸立的天坛就是明证。秦始皇之前的帝王祭天否？然也，周、商、夏均祭天。传说中黄帝封禅东、西、南、北四座神山，东泰山，西鸡头山，南熊山，北釜山。天坛这种性质的建筑在中国历史上也多有存在。早至7000年前的红山文化、牛河梁女神庙遗址都可以看到明显的祭天封禅的痕迹。

历史发展到了明末清初的时候，当西方文明传播到了东方，中国发生激烈的交流碰撞时，从中国帝王的言行中就更能看出他们心中的信仰是什么了。

康熙帝可谓是尽得当时东西方文化精神的中国第一人。明末清初在华的西方学者主要来自于教廷的传教士，其中有名的有利玛窦、汤若望、南怀仁、徐日昇、闵明我、张诚等。康熙每日请数位学者进宫授课，内容涉及天文、地理、解剖、药物、音乐、拉丁文等，即使是去行宫也不肯中断。康熙可以用拉丁语和教廷的使者对话，数学也很高明。康熙接触天主教初时对其十分推崇，曰："几近道矣。"为宣武教堂题书"万有真源""敬天"匾额，并许西洋传教士在中国境内传教。

康熙多次表态，"天"并非神灵的意思，并非物质化或拟人化的神，而是宇宙的本体而已，敬孔祭祖并不是宗教，这种孝心的表达与天主教并不冲突。直到后来，梵蒂冈教廷坚持 God 不能翻译为"天"或"上帝"，只能用徒斯（Deus，拉丁文"神"的意思），教堂不许悬挂"敬天"一类匾额，革除中国人敬孔祭祖先的仪式，甚至不能称道中国的古代经书等。康熙先后十四次接见教廷的使者，多次沟通无效，直到亲自索阅了教皇毫无变迁余地的强硬通谕，阅毕朱批如下：

"只可说得西洋尔等小人如何言得中国人之大理，况西洋人等，无一人通汉书者，说言议论，令人可笑者多。今见来臣告示，竟与和尚道士异端小教小术相同，彼此乱言者莫可如何。以后不必西洋人在中国行教，禁止可也，免得多事。"

从这些真实的历史记录中可以管窥一二，康熙帝眼中只有天道是中国之大理。"几近道矣"所言的道就是天道，认为天主教也是一种"敬天"，与天地相参的大道。后云"西洋小人不识中国大理"，就是明白了天主教与中国的天道并不相同。而和尚或道士宣讲的佛教、道教在康熙眼里则是小道小术而已。清朝不同于明朝，十分懂得利用宗教来统治人民，尤其是分化统治少数民族，所谓"明修长城清修庙"就是这个意思。

四、天道又是藏于民间的

天道在中国隐而不显，早已融入生活，反而让大家视而不见。平时玩的象棋、围棋、麻将、牌九等，是按天道的数学原理设计出来的。古圣先贤在设计之初，就是为了让人们在娱乐的同时不断地学习天道，但是年深日久，大家沉湎于娱乐，早忘了本意。中国的古建筑常常暗藏了天道，比如古长安、九朝古都洛阳、明南京、北京的城市设计，以及故宫的建筑设计、天坛、太庙、白马寺、少林寺、武当道观的设计等。至于历法，俗称阴历，其实是一种阴阳合历，也是按天道计算而来。而中国独有的风水、相学、命理学更是与天道古远相袭。

所以，学中国的文化就要先从天道下手，学懂了天道有三大好处：

明白什么是万有真源的圣人之道；

明白什么是奉天承运的帝王之道；

明白什么是天人合一的养生之道。

第二节　天道的来源

天道从何而来？《河图》《洛书》就是一个研究天道的系统，先有《河图》，后有《洛书》。对中国古代文化有一点了解的人都知道，龙马出图、神龟献书之说，是古人将《河图》《洛书》神秘化的一种说法。《河图》《洛书》据考证应有9000～11000年的历史了，是文字创造之前或文字萌芽状态时的一种宇宙观，一个记载时空关系的系统。到西汉年间，这个系统已经基本完善了，所以我们才能有《黄帝内经》这样一部伟大的医书。

据考证，在上古时代，中国的天下共主的传位法器就是几件有关历法与天文学知识的玉器。在《尚书·顾命》中有记载："天球、大玉、夷玉、河图在东序。"意思是，周文王墓室的东面陪葬着这几件传世宝玉。因为中国自古是一个农业国家，《河图》《洛书》中所包含的天文学及历法等方面的知识极其重要。天下共主，要会推算历法，指导何时春耕，何时播种，种什么粮食。帝王在春天，第一个到城郊的御田扶犁亲耕，这种传统直到清朝也未间断。不仅如此，天下共主还要有一定的预测未来气候变化的本事，这样才能带领万民，在赤地千里的大旱灾或洪水滔天的大水灾到来之前做好准备。上古时期，迁徙是事关生存极为平常的事，在灾难发生后有正确的方向才能到达更有利于发展的他乡。夏、商之前的中国古人，虽然已经进入了农业时代，但还处于一种游耕状态，耕、牧、渔、猎并举，经常搬家。

北京故宫博物院、天安门前耸立着的华表，曾经是帝王权威的象征。其实它的来源，是上古时期竖立在天下共主的居所门前的一根光滑树干。这根树干就叫"表"，是用来测日影的，最早叫"建木"，后又叫"端木"，是天下共主定时间、推算历法的工具。

"立端于始，表正于中，推余于终，而天度毕矣。"（语出《素问·六节藏象论》）

"上古树八尺之臬，度其日出入之影，以正东西，参日中之影与极星，以正南北。以周天三百六十五度之余四分度之一，推日月行度之有奇，气盈五日之有余，朔虚五日之有余，推而算之，以终一岁之数，以终天道之周，而天道毕矣。"（语自清人张隐庵《素问集注》）

这个工具被用来代表帝王的权威，正说明中国自古崇拜的不是神权，而是知识。这是中国古文明与其他古文明所不同之处。天下共主被万民拥戴，第一需要的是知识和德行，而不是神权与武力。《河图》《洛书》正是先民在对宇宙万物、天体、气候的变化、人体本身，进行了长久的观察之后总结出来的一个总规律。正像古人所说的伏羲作八卦那样，"仰观天象，俯查地理，远取诸物，近取诸身"（图 2-1、图 2-2）。

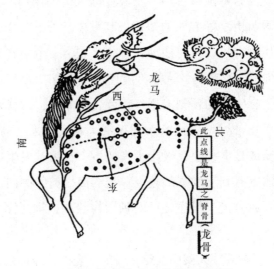

图 2-1 《河图》古人传说龙马献图

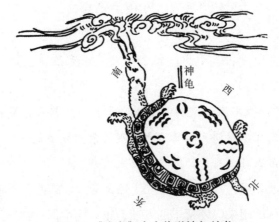

图 2-2 《洛书》古人传说神龟献书

关于《河图》《洛书》的起源，讲法很多，一般来讲，《河图》来源于五方说，《洛书》来源于天象图。最早的文献记载见于《尚书·顾命》："河图，八卦，伏羲王天下，龙马出河，遂则其文以画八卦，谓之河图。"其后，孔子著的《易·系辞》曰："河出图，洛出书，圣人则之。"《墨子·非攻》也载："天命周文王伐殷有国，泰颠来宾河出绿图，地出乘黄。"《汉书·五行志》亦曰："伏羲氏继天而王，受河图而画之，八卦是也，禹治洪水，赐洛书而陈之，洪范是也。"这分明也是讲，伏羲按河图而画出了八卦，大禹根据洛书而画出了九宫图。从这么多的经史文献记载来看，并非空穴来风。从《河图》《洛书》的图像来看，全是由点与线构成，看上去像是结绳刻木记事时期的产物。在文物考古方面，根据1977年阜阳县双古堆的发掘，西汉汝侯墓出土的文物"太乙九宫占盘"，是对《洛书》的最好实物记载（图2-3）。

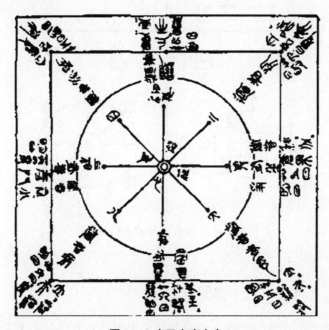

图2-3 太乙九宫占盘

　　《河图》由白黑圈点组成，系一幅数字图像，这些数字的排列顺序是："伏羲氏王天下，龙马负图之河。其数一六居下，二七居上，三八居左，四九居右，五十居中。伏羲则之以画八卦。"

　　张景岳所著的《类经附翼·医易》曰："大禹治水，神龟负图之洛，文刊于背。其数载九履一，左三右七，二四为肩，六八为足，五居于中，禹因以第之，以成九畴。"

　　清万年淳《易拇》曰："河图外方而内圆，方中藏圆；洛书外圆而内方，圆中藏方。"即阴中含阳、阳中含阴之意（图2-4）。

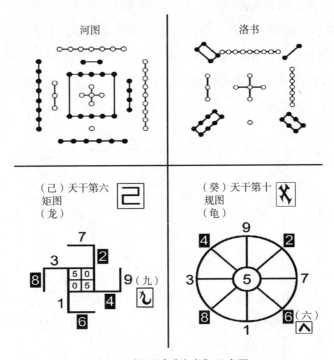

图2-4　《河图》《洛书》示意图

一、《河图》与十数图

　　十数图，即河图图案，最早被阴阳家采用而局部见之于文献的是

《管子·幼官图》。闻一多、郭沫若等以为"幼官"二字不可卒读，可能与明堂之说有关，那么"幼官"便为"玄宫"之误。五官，即五宫，五行之宫。从《幼官》由中央而四方对图作标注文字的特点看，当以石一参的见解为稳当。由此看来，关于五行的数与方位，早就有图存在的。

《河图》以十数合五方、五行、阴阳、天地之象。图示以白圈为阳，为天，为奇数；黑点为阴，为地，为偶数。并以天地合五方，以阴阳合五行，所以图示结构分布为：

一与六共宗居北方，因天一生水，地六成之；二与七为朋居南方，因地二生火，天七成之；三与八为友居东方，因天三生木，地八成之；四与九同道居西方，因地四生金，天九成之；五与十相守，居中央，因天五生土，地十成之。《河图》乃据五星出没时节而绘成。五星古称五纬，是天上五颗行星，木曰岁星，火曰荧惑星，土曰镇星，金曰太白星，水曰辰星。五行运行，以二十八宿为区划，由于它的轨道距日道不远，古人用以纪日。五星一般按木、火、土、金、水的顺序，相继出现于北极天空，每星各行 72 天，五星合周天 360 度。由此可见，《河图》乃本五星出没的天象而绘制，这也是五行的来源之一。因在每年的十一月冬至前，水星见于北方，正当冬气交令，万物蛰伏，地面上唯有冰雪和水，水行的概念就是这样形成的。三月春分，木星见于东方，正当春气当令，草木萌芽生长，所谓"春到人间草木知"，木行的概念就是这样形成的。六月夏至后，火星见于南方，正当夏气交令，地面上一片炎热，火行的概念就是这样形成的。七月土星见于中天，表示长夏湿土之气当令，木火金水皆以此为中点，木火金水引起的四时气候变化，皆从地面上观测出来，土行的概念就是这样形成的。九月秋分，金星见于西方，古代多以代表兵器，以示秋天杀伐之气当令，万物老成凋谢，金行由此而成。

天上的五星合于地上的五方，地上的五方又合于人体的五脏，人体的五脏又合于五谷、五畜。天上的星辰在变,地上的气候也在变,相应地,人体的五脏气血运行也在变。天上的日月星辰的变化生出地上的四季变化,地上的四季变化又引起人体五脏气血的潮汐起伏,五脏功能的相应旺衰。当日月星辰变化周期太过或不及时,则引起地上的四季变化太过或不及,又引起了人体五脏气血的偏盛偏衰,这样就引起了人体的疾病。当此之时,我们可以用相应的五谷或五畜来进行对五脏气血的调整,这也是中医五行理论的来源。

二、《洛书》与九数图

九数图,即《洛书》图案,最早被医学利用而见之于文献的是《灵枢》中的九宫图(图2-5)。

中医界一般认为,《灵枢》成书较《素问》早,而其中的《九宫八风》,文字古朴,很可能是战国后期的作品(表2-1、图2-6)。《庄子·天运》有"九洛之事,治成德备"之说,说明九数图在战国时期就被人们称之为《洛书》。这个图开始时曾被用于天文,继之被医学和数术广泛采用,一直流传不绝。因此,称九数图为《洛书》并无不妥。

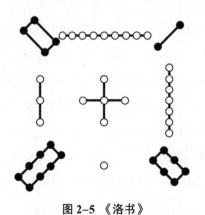

图 2-5 《洛书》

表 2-1 《灵枢·九宫八风》第七十七

立夏	四	阴洛 东南方	夏至	九	天上 南方
立秋	二	西南方 玄委	春分	三	东方 仓门
招摇	五	中央	秋分	七	仓果 西方
立春	八	东北方 天念	冬至	一	叶蛰 北方
立冬	六	新洛 西南方			

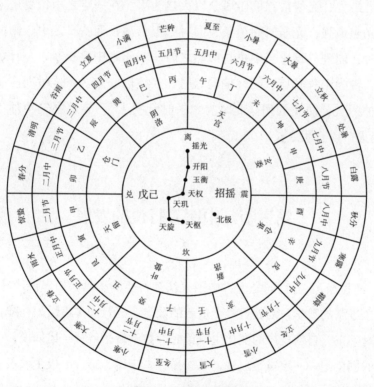

图 2-6　九宫八风图

《洛书》的数字代表方位和"太一"。"太一"，代表北斗七星中的北极星，所在方位与太阳在一年中照射地球的光热有极大的关系。太阳的能量——光热与温度，人体五脏应之，在时间及生命科学中有一定的意义。如《洛书》"一"位属于正北，象征一年和一日中温度最低、光线最弱之季，在一年中属于"冬至"这一天，即相应的四十六日，这一年中最寒冷的一段时间。一年中之冬季，一日中之子夜，皆为阴气较盛、阳气偏弱之时，人体以肾应之，此阶段应注意保护阳气。这时期又为"子时一阳生""阴极一阳长"之际，故道家气功"内丹"派主张此阶段应"进火"以助阳之生。

至于《洛书》"九位居正南"，则表示一年和一昼夜中温度最高、热力最大、光线最强的阶段，以火热为事。在一年之中，夏至这一日光照最强，光照时间最长，同时气温最高；而一日之中，则位于午时，同理，日正当中也是最热之时。一年之中之夏季，一日之午时，皆为阳气日盛、阴气偏弱之时，人体以心应之，这时期应注意保护阴气，防止灼伤。此时为"午时一阴生"，故道家气功师主张"退火"以宜阴之长。

第三节　中医五行说的发展

《易经》、五行同是上古中国人认知自然的工具。如果说《易经》是二进制的数学，则五行是十进制的数学。五行同《易经》一样，同是对宇宙、自然规律的变化生成最好的数学概括解释。比如说，中国人的创世纪——宇宙生成观，从《易经》来讲，是"无极生太极，太极化两仪，两仪生四相，四相生八卦，八卦化生六十四卦，六十四卦化生万物"（图2-7）。

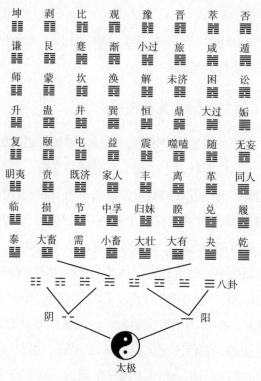

图2-7　六十四卦生成图

从五行来讲，是"一生二，二生三，三生万物"。这是阴阳的观念，同时也是五行的推导，一就是阳，由阳分出阴，阴阳是为二，阴阳相争所化出的中间产物，加上阴阳是为三，而这个中间产物正是五行。

同《易经》八卦一样，五行不是一个单一概念，是同时表达着多种自然规律及相关概念的重合体。比如时间的概念，"脾者土也，治中央，常以四时长四脏，各十八日寄治，不得独主于时也"。比如空间的概念，五行即来源于古时的五方学说，"人身形以应九野，左足丑位，左手辰位，右手未位，右足戌位"（《脾胃盛衰论·藏气法时升降浮沉补泻之图》）。九野即九宫图，来源于《河图》《洛书》，而《河图》《洛书》正是对五行的十进制数学解释。丑、辰、未、戌，正是不同方位的数字代表。

相对于西方的创世纪——神造了万物，中国人的创世纪相对来讲理性多了，完全是数学概念。

一、从《尚书》到《黄帝内经》

从文献《管子·水地》中可见，五行学说最早进入医学与五脏的粗略对应，至《吕氏春秋·十二纪》有更详尽注释。直到《素问·金匮真言论》问世，五行五脏的对应配置关系才算定型，并一直沿用至今，说明了五行学说的发展有一个过程。虽然五行之说进入医学甚早，但它被实际运用，大约在《金匮真言论》成篇之时。

章太炎曾诟病中医的五行说，从《尚书》与《黄帝内经》的五行对应五脏都有不同，得出中国的五行说错误百出，中医所依赖之理论不足为信的结果。章太炎虽为国学大师，也有其无知之处。要知道事物都是发展变化的，五行理论也有个发展完善的过程，即使是《黄帝内经》，开始于战国时期，成书于西汉年间，不同的作者，前后时期的理论仍有不同，更何况《尚书》始于周朝，成书于战国时期，与《黄帝内经》相距千年以上，有点发展变化才是正常的。

《尚书》中的五行配五脏还处于对世界、对人体认识的初始萌芽状态，是对事物认知的表面看法。《尚书》并不是一部医书，而是一部史书，一部以史载道载德的书，所以《尚书》以此言道并不为过。《尚书》的五行对应五脏关系从方位出发：

肝脏木：木星身体的东方也即左侧，古人取他视图，我们现在的右侧就是古人的左侧。肝居体左为东方，故取木行。

心脏土：土星身体的中央。

脾脏金：金星身体的西方也即右侧，古人取他视图，我们的左侧就是古人的右侧，脾靠体右故为西方，取金行。

肺脏火：火星身体的南方，古人以上为南，肺居体上，故为南方，取火行。

肾脏水：水星身体的北方，古人以下为北，肾居五脏最下，故为北方，取水行。

《黄帝内经》的五行配五脏已经进入了对事物认知的实质阶段，更注重于医学的对应，主要以五脏的颜色、功能为准则（取自《黄帝内经·金匮真言论》）。

脏器五行星辰五方五谷五畜

肝脏木：木星东方麦子鸡；

心脏火：火星南方糜子羊；

脾脏土：土星中央高粱牛；

肺脏金：金星西方稻米马；

肾脏水：水星北方黄豆猪。

肝脏色青属木色，主条达，主升气，通木性，故五行属木。

心脏色红属火色，主上炎，主热，通火性，故五行属火。

脾脏色黄属土色，主运化，主升清降浊，养其他四脏，母脏也，母为坤土，通土性，故五行属土。

肺脏色白属金色，主肃杀，主降气，通金性，故五行属金。

肾脏色黑属水色，主通条水道，主运水，通水性，故五行属水。

古人观察到：肝的汁液、胆汁，颜色发绿，肝、胆古人认为是一体，肝脏本体发紫色，古人把紫色、绿色归为蓝色，即青色。总是愤怒可使肝脏受伤，而酸味药草多可安神定智，平消愤怒。得了肝病、黄疸病，眼睛会最先发黄，肝对眼睛的影响大，所以肝开窍于目（现在人都说肝是储存维生素 A 最多的地方，如果得了雀目，只要吃一些鱼肝油就会好转，因为维生素 A 会帮助视网膜内的杆体细胞看到夜晚的微光）。青色，酸味，主怒，都是属于东方木，所以肝对应东方木。

心脏色红，寒凉的气候对心脏不利，温热利于血液循环，但太热则使伤害血脉，用寒可以抑制。味苦的药草对心脏的影响最大。红色，苦味，温热，属南方火，所以心脏对应南方火。

脾（包含现代的胰），色为土黄色，甜味食物对脾的影响最大，但也最易伤害脾胃（我们都知道，饥饿、疲劳时，吃一点糖可迅速缓解不适，但吃多则易得糖尿病）。酸味药物可以帮助抑制甜食对脾胃造成的伤害。黄色，甘味，属中央土，所以脾对应中央土。

肺是白色的，辛味药可治疗肺病，对肺的影响最大，服食太多辛辣之品也可伤及肺气，损及皮毛。白色、辛味等属西方金，所以肺对应西方金。

肾是颜色最深的脏器，偏于黑色。恐惧、战栗与肾脏有关（人体在寒冷环境或恐惧时，轻轻战栗，肾上腺素则成倍增加，肾上腺在古人同时归纳为肾脏功能的一部分）。咸味对肾功能的影响最大（盐吃多了易患肾性高血压、钠潴留等问题）。黑色，恐惧，战栗，属北方水，所以肾对应北方水。

以上这些就是《黄帝内经》中五脏对应五行的排列来源与根据。可以看出，《尚书》和《黄帝内经》的五脏排列都不是错误的，只是由所对应的相关内容决定的，偏重有所不同。

二、河图洛书数与五脏模型

河图洛书数，《易传·系辞》称为天地数："天一，地二，天三，地四，天五，地六，天七，地八，天九，地十。"这些数字代表生数及成数，生数为一至五，象征事物的发生；成数六至十，代表事物的形成（图 2-8、图 2-9）。

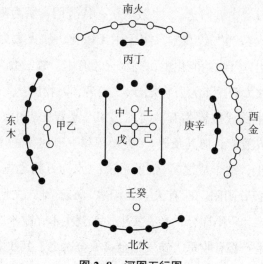

图 2-8　河图五行图

洛书

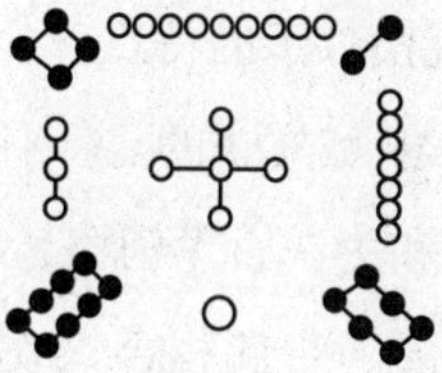

4	9	2
3	5	7
8	1	6

河图

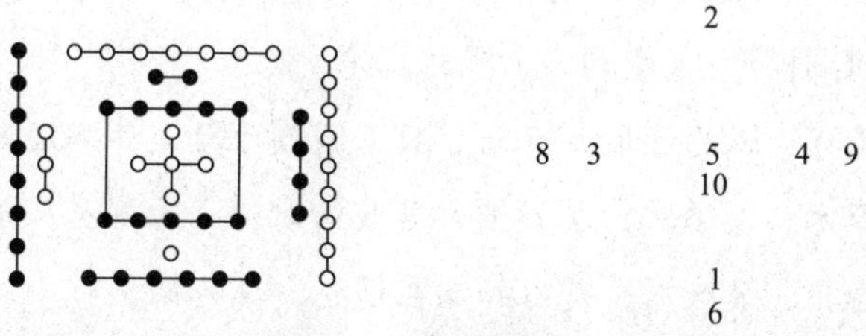

```
                    7
                    2

     8 3          5    4 9
                   10

                    1
                    6
```

图 2-9　河洛数字表

　　《河图》《洛书》的生成数，象征五行，即阴阳化生五行，五行衍生万物。关于五行，《尚书·洪范》记载："五行：一曰水，二曰火，三曰木，四曰金，五曰土。"水数为一，代表阴，阴为阳之基，故生数起于一；火数为二代表阳，阴无阳无以化，故火数为二；水阴火阳，阴阳气化，万物始能化生，有水火才有木，故三数为木；有木才有金，故金数为四。土为万物之母，"土者，万物所丛生也"。土为生数之祖，故生数成数皆为五。河图洛书，土皆居于中，五为万物之母，故其余成数皆必加五及成。《类经图翼》曰："天一生水，地九成之；天五生土，地十成之。"张景岳说："水为万物之先，故水数一。化生已兆，必分阴阳。即有天一之阳水，必有地二之阴火，故火次之，其数则二。阴阳即合，必有发生，水气生木，故木次之，其数为三。即有发生，必有收杀，燥气生金，故金次之，其数则四。至若天五生土，地十成之……"

《河图》之阳数生于一，极于九，阴数生于二，极于八。以九为阳数之极，一为阳数之始，此即《素问·三部九候论》所曰："天地之至数，始于一终于九焉。"这是中国古代数字的特点。

《河图》与《洛书》的数字体系是相互关联的。《河图》总数为五十五，《洛书》总数为四十五，二数之和为一百。河洛皆以五数居中央，以奇数统偶数，以阳统阴，方圆相藏，奇偶相合。故有"河图以天地合五方，乃大合于之数，洛书以阴阳合五行，称生成数"之说。故汉代刘歆说："河图洛书相为经纬，八卦九章相为表里。"

五脏河图模型（《素问·金匮言真论》）

东方青色，入通于肝，开窍于目，藏精于肝，其病发惊骇；其味酸，其类草木，其畜鸡，其谷麦，其应四时，上为岁星，是以春气在头也；其音角，其数八，是以知病在筋也，其臭臊。

南方赤色，入通于心，开窍于耳，藏精于心，故病在五脏；其味苦，其类火，其畜羊，其谷黍；其应四时，上为荧惑星，是以知病之在脉也；其音徵，其数七，其臭焦。

中央黄色，入通于脾，开窍于口，藏精于脾，故病在舌本；其为甘,其类土,其畜牛,其谷稷,其应四时,上为镇星,是以知病之在肉也;其音宫,其数五,其臭香。

西方白色,入通于肺,开窍于鼻,藏精于肺,故病在背;其味辛,其类金,其畜马,其谷稻,其应四时,上为太白星,是以知病之在皮毛也;其音商,其数九,其臭腥。

北方黑色,入通于肾,开窍于二阴,藏精于肾,故病在溪;其味咸,其类水,其畜彘,其谷豆,其应四时,上为辰星,是以知病之在骨也;其音羽,其数六,其臭腐。

从《素问·金匮真言论》中可看出,在《黄帝内经》中的五脏五行排列图案是《河图》中的成数图,也即:

以八对应肝("东方青色,入通于肝……其数八")

以七对应心("南方赤色,入通于心……其数七")

以五对应脾("中央黄色,入通于脾……其数五")

以九对应肺("西方白色,入通于肺……其数九")

以六对应肾("北方黑色,入通于肾……其数六")

《河图》中,土数五为生数,而水六、火七、木八、金九皆为成数。河图五行有生数、成数两套,为何《黄帝内经》用成数配五行五脏而唯有脾土用的是生数,一直无人去解,笔者这里给个解释。

《易·系辞》有讲:"天一,地二,天三,地四,天五,地六,天七,地八,天九,地十。"此为五行生成数之胎源。

《尚书·洪范》曰:"天一生水,地二生火,天三生木,地四生金,天五生土,此其生数也。地六成水,天七成火,地八成木,天九成金,地十成土,故谓之成数也。"

由《易·系辞》《尚书·洪范》两书可知,天一生水,但一为阳,奇数为阳,偶数为阴,此水为阳水,肾为阴脏,不可应肾,故加五为成数六。六为阴数,为阴水,为地数,此数可以应肾。地二生火,二为阴数,偶数为阴。这是易之最基本法,所以地二生火,此火为阴火，心为阳脏，不可以应心，故加五成七，七为奇数，天七成火为阳火，此数可以应心。同理，肺为阳脏，以天九成金应肺，肝为阴脏，以地八成木应肝，而以天五生土，此五之数，在"河"在"洛"在生在成均居中居主，脾为五脏母。固用之主的原因，故脾虚则五脏俱虚，脾病则五脏俱病，脾衰则百病丛生一身俱衰。脾正是影响人体衰退最重要的器官，也是人们保持健康最该维护的器官。其实，在《易·系辞》的郑注中已有相近的解释，只是古人太笼统，读之让人不甚了了。

按照"土常主生"的观念，医学中的河图模型，土只用五而不用十。在这个模型中，五脏有着复杂的对应关系，将人体的内外环境整合为一个不可分割的有机体。再就五脏的外部功能来看，"肺心居其上，故参天也；肝脾肾在下，故参地也。肝心为牡，划阳也，脾肺肾为七，划阴也。肝春、心夏、肺秋、肾冬，即达四时也。以五时而变，即化五节。节，时也"（杨上善《黄帝内经太素》卷六）。肺心七九为阳以参天，肝肾八六为阴以参地，五为阴中阳，居中此为生生不息。从以上推论来看则比较容易理解《黄帝内经》中排列五脏的规律。

三、五脏五行"河图"说新解

藏象学说是中医学最中心的学说之一，可以说，没有了藏象学说就没有了中医学对人体内环境、外环境及内外环境的相互关系的理解。藏象学说是研究人体各脏器组织及其在水谷运化、气血运行、水液代谢、精神情志活动等方面的生理活动和病理变化的规律，以及这些活动规律与外在环境之间相互关系的学说。

古代医学在当时解剖知识的基础上，通过对自然界四时阴阳变化现象的观察，并联系其内在脏腑组织器官功能活动表现于外的征象，从而以推理、据理验证，创立了以"四时五脏阴阳"理论为核心的外应五时、五气、五方，内系五脏、五腑（六腑）、五体、五官、五华等以五脏为主体的五个功能活动系统。藏象学说就是论证这五个功能活动系统相互之间及其与外在环境之间的联系，进一步阐明在生命活动过程中所表现出的各种节奏和规律。这些节奏和规律，正反映出人体内外环境统一的整体观。所以，藏象学说是《黄帝内经》理论体系的重要组成部分，是中医学发展和临床辨证论治的重要理论基础。

而经络则是脏腑的一个外延，经络是根源于脏腑，贯通上下，沟通表里，运行气血，在人体全身上下联络而成，互相作用，互相制约，互相依存的一个网络系统。人类各脏腑器官组织通过经络运行气血，不仅提供了营养物质，而且维系了它们相互间的联系，从而保证了生命的正常活动。在生命活动中，经络与脏腑是不可分割的整体，故而也可将经络学说归并于藏象学说的一部分，与藏象学说构成一个有机整体。可见，藏象学说基本上可以说是中医尤其是针灸学的一个最主要的基础学说。

要破解中医学的秘密，就要从藏象（包括经络）学说入手。藏象学说正是在《黄帝内经》中被建立起来的，《黄帝内经》中的藏象学说正是建立在五行学说的基础上的，而《黄帝内经》中的五行数学模式正是用的《河图》《洛书》模式。如《素问》中的《金匮真言论》《五常政大论》《脉要精微论》及《灵枢》中的《九宫八风》等，都可看出《素问》所用多为《河图》模式，《灵枢》所用多为《洛书》模式。

藏象学说不能等同于西医解剖学，如果用解剖学的眼光看藏象学说，不仅看不懂，而且是大错特错的看法。藏象学说直接来源于中国古文明以来一直遵循的"天人合一"理论，"天人合一"既是法，也是理。"天人合一"的理解，在中医学中认为：人的内部环境的生成，是遵循对外部环境的一个完全反应，也就是应天地之数。直白的解释就是，人的诞生，人体的构造，完全是按照对天地外环境的一个复制，人体内环境是外环境的一个缩影。

第四节　中医对脾的研究

一、为何脾为数五

按照五行数学模式的解释，即是先有了天地（生数），天一生水，地二生火，天三生木，地四生金，天五生土，又由于天五生土，这个也是生数中的最高数，阴中阳，这个最中央的数，最均衡的数的作用，生成了人（或者生命），所以人用成数表示。地六成水为肾，天七成火为心，地八成木为肝，天九成金为肺，而这其中的五代表脾，脾生五脏。为什么用生数的五代表脾呢？原因有以下几个：

1.五为生数中的最大数，是河图洛书中的最平衡数，代表的是一种机会。当天地数在最平衡的时候（机会），就会产生新的变化，就会向成数过渡，而五正是这个过渡的动力，也是门。这种变化在自然界中就叫新陈代谢，当一个有机的新陈代谢达到平衡，生命就诞生了。这个生命的内部环境由五而来，并完全相对应于这个生命的外部环境（天人合一）。而这种新陈代谢的临界点也正是生数，非生命物质的最高形式，也即生数中的最大数，同时是生命体中的最低形式，是生命的开始。

2.五是生数与成数之间的连接数。成数由于五这个生数与成数之间的数与生数发生联系，生数由于五而变成成数，这就是数学模型上的新陈代谢；对应于人体，五代表脾胃系统，脾胃是最直接与外部世界发生关系的系统。食物（生数）由口（脾之窍）进入人体，进入胃，进行消化，经过脾的运化变成人体的一部分（成数），并由脾的运化循环于人体，这才入心、肝、肺、肾与其他四脏（即人体各部分组织）发生关系。正是脾的作用，将外环境与内环境联系在一起，其余四脏是通过脾与外环境发生关系，这就是为什么用生数五代表脾的原因。

食物（生数）胃脾（五，介于生数与成数之间数）变成人体的一部分，进入五脏（成数）（图 2-10）。

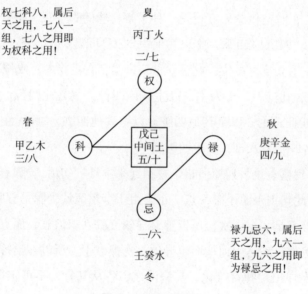

图 2-10 脾五图解

二、从五行看脾主五脏

李东垣在《脾胃盛衰论》之前注曰："五行相生，木、火、土、金、水，循环无端，惟脾无正行，于四季之末各旺一十八日，以生四脏。四季者，辰、戌、丑、未是也。人身形以应九野，左足主立春，丑位是也；左手主立夏，辰位是也；右手主立秋，未位是也；右足主立冬，戌位是也。戌湿，其本位平，其兼气温、凉、寒、热，在人以胃应之。己土，其味咸，其兼味辛、甘、酸、苦，在人以脾应之。脾胃兼化，其病治之，各从其宜，不可定体；肝肺之病，在水火之间，顺逆传变不同，温凉不定，当求责耳。"(《脾胃论·脏气法时升降浮沉补泻之图》)

此言是整个《脾胃盛衰论》的文眼，是李东垣对古老的五行学说作了深入研究后得来的。这段话包含了五行学说中的三层重要概念。

第一，相生相克概念，这是最通俗的概念，"五行相生，循环无端"。

第二，时空概念，五行是一种了解自然的时空观，是数字化的时空概念，"四脏应四季，脾以主时"，"人身形以应九野，左足立春，丑位；左手立夏，辰位；右手立秋，未位；右足立冬，戌位"。

第三,五行中，土为主，以生其他四行，主其他四行；在人体便是脾居五脏之主，以生其他四脏，以主其他四脏，"脾无正行，于四季之末各旺一十八日，以生四脏"。

《脾胃盛衰论》通篇所讲，总括起来不外一句话，"脾衰则百病丛生"，而此句正来源于第三点。正是由于李东垣认为脾是五脏的根本，同另四脏不是一个层次，所以脾衰导致五脏六腑俱衰；而五脏六腑俱衰，当然就百病丛生，从而也导致一身俱衰了。所以在治疗学上，他顺利地推导出"脾胃兼化，其病治之，各从其宜，不可定体"，也就是说，治疗时，当然是从脾着手，但顺应疾病发生在什么部位、脏器，相应的采取不同的方法，所谓"各从其宜"。这就是李东垣的基本理论体系。

其实，李东垣开篇的这一句点睛之笔来自于《黄帝内经》。

"帝曰：脾不主时，何也？岐伯曰：脾者土也，治中央，常以四时长四脏，各十八日寄治，不得独主于时也。脾脏者，常著胃土之精也。土者，生万物而法天地，故上下至头足，不得主时也。"(《素问·太阴阳明论》)

张志聪注"各十八日寄治，不得独主于时也"曰："春、夏、秋、冬，肝、心、肺、肾之所主也。土位中央，灌溉于四脏，是以四季月中，各主十八日。是四时之中皆有土气，而不独主于时也。五脏之气，各主七十二日，以成一岁。"

李东垣充分理解了这一段话，以此为依据，经实践摸索，总结出了他的一套卓有成效的治疗方法，开启了中医学中的一大门派。

第五节　中医学的千古之谜

一、左右之谜

（一）谜一

为何说人体的气机是左升右降？

气的升降出入是中医学研究人体的一个总纲，而左升右降则是古圣先贤发现的人体气机变化的一个基本规则。此一规律对中医学的影响甚大，比如由此而推广，则肝在左，则肝当升，肺在右，则肺气当降，再而推之，在治疗过程中，于肝则易升其气以调达之，则肝自转乎，否则肝气作横逆或郁结，则肝郁，则犯胃脾，病由其而生；在肺则易降其气，以肃降之，则肺自转平，否则作上逆或咳嗽，或逆之乘肝，作闷，郁结。当然，左升右降不仅此而已，广而大之，以此类推，在中医学中地位甚重，但为什么是左升右降而不是右升左降？古人从何得此结论，如何推断，则是千古之谜，一直无解。

（二）谜二

在针灸学中，手法补泻中很重要的一个方法即是捻转补泻法——针体向右转为补，针体向左转为泻，这又是为什么？

按：一般现代编的《针灸学》，称左转为补，右转为泻，其实是错的。古人如《针经指南》或《针灸大成》中讲："如用右手持针，以大指次指相合，大指往上进，谓之左，大指往下退谓之右。"在这里古人的谓之左，是指在左边的大指往上进，而如此做来，则针体其实是向右旋转的，而古人的谓之左，是指大指向下退，即右边的次指相对地向上进，谓之右，而其实这时针体正是向左旋转的。

今人不细分辨，一并古人讲左即左，讲右即右，其实是对古人的一种误解，这种误解在现代文献中还有许多，要小心才是。

古人尚左尚东，以左为上，以右为下，以东宫为正；古代左右丞相，以左相为大；坐次，以左为上席等，皆可看出中国文化中的尚左之风。而尚左并不简单，其中包含着很深的意义。《黄帝内经》中对左右上下的关系更是十分在意，如《灵枢·官能》借黄帝之口讲道："用针之理，必知形气之所在，左右上下，阴阳表里，血气多少，行之逆顺，出入之合，谋伐有过。"这其中的左右上下，更是放在阴阳表里的前面，说明古人对左右上下（即左上右下）的重视，更是在阴阳表里之上。而尚左其实是因为左上右下，即左升右降。

左升右降从何而来呢？来自于五行，来自于《河图》《洛书》。

五行：

上火

左木　　土中　　金右

水下

五行中，木在左，在四季为春，在五脏为肝；而金在右，在四季为秋，在五脏为肺。春气主升发，万物复升，生长发育，秋气主肃降，草木凋零，万物复降，秋风肃杀。肝在左应春，故其气主升，肺在右应秋，故其气主降。故木主升，而金主降，这是五行中的道理。但为什么古人对五行是这样安排的呢？为什么古人要将升发的木、春、肝安排在左，将金、肺、秋安排在右，而安排左主升、右主降呢?

　　按:一般现代编写的《中医学》里讲,古人的肝在左,讲的是在藏象学说中的在左,与《解剖学》中肝实际在右不冲突;而一般西医对《中医学》所讲的肝在左,更是不能理解,甚至加以否定。其实是现代《中医学》的编写者与西医学家们对古人的误解。古人在研究人体时是用一个俯视角度,即人体仰躺在地,解剖者俯视之的一个角度,而此时,被解剖的人体肝在左,这个左是五行方位河图洛书中的左,而不是被解剖人体的左侧。

二、谜底——人体是右旋的

(一)生命是右旋的

　　我们知道,生命的发展是由简而繁、由单细胞逐渐发展到人类这样复杂的物种。地球上的物种都由一个唯一的起源——单细胞生命发展而来,而这种发展轨道每一步都有化石或存活至今的生物证实。所以,地球上所有的生命之间都有一定的联系或相同性。例如,所有的脊椎动物只有一条脊椎,而不会有两条或两条以上的脊椎;从腔肠动物以后,所有的动物都只有一条消化道,而不会有两条。所有的哺乳动物,其胚胎发育都经过了单细胞期→鱼期→龟期→有尾期→人形期(人类),在胚胎发育中体现着动物、物种的进化过程。

　　所有的动物,从单细胞动物到人类,其细胞分裂均遵循一变二、二分四、四分八的规律,即二分法,是二进制的分裂法。生命的细胞分裂方式如同《易·系辞》所云,是太极分两仪,两仪生四相,四相生八卦,八卦化生六十四卦,六十四卦化生万物,这就是生命的《易经》原理。古圣先贤不仅领悟出了生命的分裂方式,还有更多生命的奥秘。这其中就包括了这个题目——生命是右旋的(图2-11～图2-13)。

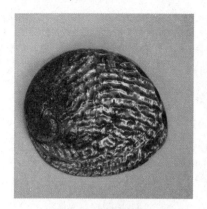

图 2-11　鲍鱼壳图

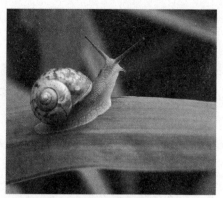

图 2-12　蜗牛壳图

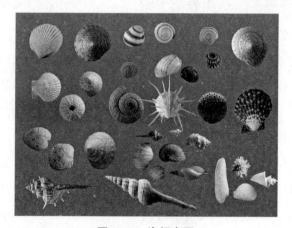

图 2-13　海螺壳图

　　由上图可以看出，软体动物生长过程中的旋转方向，基本上是一致的。我在世界各地观察了不同的软体动物，只要是旋转生长的，都是向右旋转，未找到例外的品种。而爬藤植物，甚至其攀爬的方向也是向右旋转的。这不仅是我的观察，据记载，左旋的品种极其罕见。

　　这些图给了我这样的启示——生命是右旋的。那么，人体或哺乳动物是不是也是右旋的呢？经过我的分析发现，人体也是右旋的。

（二）人体是右旋的

人体（或哺乳动物）从表面上看，是对称生长的——左右半脑、左右眼球、左右鼻孔、左右手、左右脚，几乎是一样的。但当把人体打开仔细观察会发现，人体有很多右旋的痕迹。譬如，正如我们人类遥远的祖先海螺一样，我们的大肠，正是由升结肠、横结肠、降结肠在腹腔形成了一个右旋的大半个圆弧通道（图2–14）。

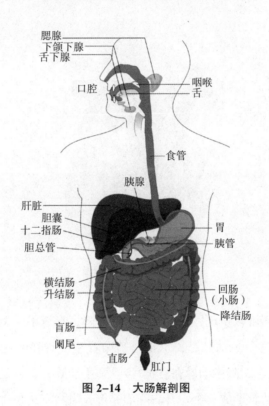

图 2–14 大肠解剖图

更重要的是，我们的循环系统也是右旋的，大多数人的心脏生长在左侧（在此以自身左右手为左右，极个别人的心脏生长在右侧）。

心脏的血液循环（中医的解剖角度为俯视，西医的解剖定位为自身，左、右侧为左右定位，与中医对人体的左右定位正好相反，这里用中医的左右定位来解释——即西医的反相），在腹腔中，腹主动脉、静脉并列排放，腹主静脉在左，腹主动脉在右，静脉血上升，而动脉血下降，此为最典型之左升右降。当然，上腔静脉与下腔动脉正好相反，为左降右升，但考虑到量的角度（一是心脏位于人体的上三分之一，二是上腔动、静脉的血流量远少于下腔动、静脉），我们基本可以得出这样一个结论，人体的血液循环是左升右降（图2-15）。

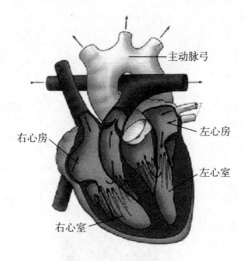

图 2-15　心脏解剖图

再看上图可以发现，主动脉弓由升而降，形成了一个优美的半圆形弧线。而这个主动脉弓，也正是遵循着左升右降的这样一个规律（升主动脉在左，降主动脉在右）。再看肺主动脉，它也是偏向右生长的，与左肺动脉形成一个左升右降的弧形。当然，这种血液循环的左升右降规律是相对的左升右降，而非绝对的。我们可以基本确定人体的血液循环是一个左升右降的过程，在心脏局部表现尤其明显。

我们再来看营养物质的循环方式：营养物质由胃、小肠吸收入人体，进入胃、肠静脉，再流入肝门静脉。在肝脏过滤解毒后，由肝静脉升入下腔静脉，由下腔静脉升入心脏。这一升的过程完全是由左而上的（中医俯视观）。这一过程中，肝脏起了很大的作用，肝静脉血流量远高于肝门静脉。这也是中医理论中肝气主升的一个原因。为什么中医理论讲，肝气不升，郁结横逆则乘土，对以脾胃为代表的消化吸收功能产生阻碍作用？试想，肝脏中的静脉血上升不畅，大量低含氧量的血瘀积在胃、肠、肝中，阻碍了营养物质的吸收、流通，直接对脾、胃、小肠的血液循环造成压力，对营养物质的消化和吸收造成了破坏（图 2-16）。

因而可知，中医学里，木克土，肝气乘脾的理论是有其深层道理的。而肝炎、肝肿大、肝硬化可引起肝脏中的静脉血上升受阻，循环不畅，易引起消化不良、脾胃虚弱。张仲景的千年古训，"见肝之病，知肝传脾，当先实脾"，也当作此解。

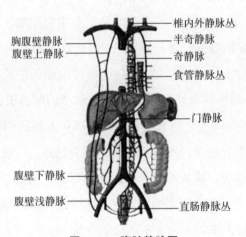

图 2-16 腹腔静脉图

营养物质经一系列循环，变成废物之后，又由腹主动脉从心脏带至肾脏，经肾脏过滤而排泄出人体。而这一过程相对于肝静脉与下腔静脉的左升，则明显是右降。

不管是大肠的运动也好，血液的循环也好，还是物质的代谢途径也好，都遵循着左升右降的规律。

三、天人合一

为什么生物会遵循左升右降或称右旋这样一个规律呢？这一谜题十分难解。

通过对中国古文化的进一步探查，对《黄帝内经》及其之前先秦文化的研究，我终于找到了答案——天人合一。就这么简单，而最简单的往往是最难的。天人合一是中国文化最重要的一部分，正是中医学最主要的基石之一。但同时也是最受西方科学排斥，甚至不屑一顾的，被认为是简单的类比，毫无科学性。我通过研究发现，天人合一这个古圣先哲的发现，自有其合理性，而且是一个复杂的理论体系，并不是一句话这么简单。

（一）《黄帝内经》中的天人合一

对于天人合一的理论，《黄帝内经》中多有记载，如《灵枢·岁露》"人与天地相参也，与日月相应也"，就是对天人合一的最好说明。根据这一"天人相参"的观点，《黄帝内经》把人体的脏腑组织与自然界的有关事物密切联系起来，形成"四时五脏阴阳"的理论体系。例如，《素问·金匮真言论》："帝曰：五脏应四时，各有收受乎？岐伯曰：东方色青，入通于肝……南方色赤，入通于心……"入通即是收受、通应、联系的意思。这里的五方，概括了五时五气。这种五脏的排列方位与功能和五时五方的排列特性的一致性、关联性，就是《黄帝内经》中的天人合一理论的主流。

虽然《黄帝内经》中的天人合一理论观并未明确提出人体或生命的右旋规律，但《黄帝内经》所参照的五行河图模式内已经隐含了这个右旋规律。

（二）天人合一之右旋河图

天人合一并不是一个泛泛的概念，而有着非常复杂且深奥的内容。这个河图右旋图即代表着其中的一部分重要理论。河图与洛书都是上

古先贤用来解释五行的数字图，五行正
是古人对宇宙、时空概念的一个认识的
浓缩。河图洛书体系是十进位的体系，
其中河图较古、较原始，洛书则较近、
较晚。洛书更是十进位的五行体系与二
进位的易经体系的有机结合，按洛书数
即可推演出八卦方位图（图2-17）。

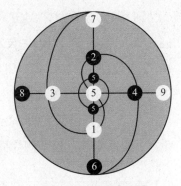

图2-17 河图右旋图

由河图可观察到这样几个物种的变
化规律：一是事物，包括生物的进化、发展，都是由简而繁；二是生
命存在着一个右旋规律。

河图的创制是根据太阳的运行对地球的光照、气温变化影响而来
的。河图的这种 $1 \to 3 \to 7 \to 9$，$2 \to 4 \to 6 \to 8$ 的递变右旋规律，
正是人站在地球上观察一天之内太阳由东至西的右旋变化，一年之内
太阳春暖秋凉的规律而定的。此时的左升代表太阳由东方升起，右降
代表太阳从西方降落，而河图代表的五行排列正是如此（图2-18）。

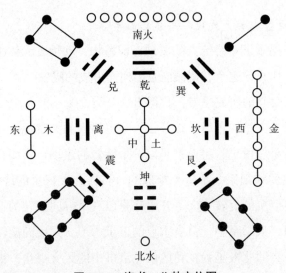

图2-18 洛书、八卦方位图

河图内应于人体的五行应用，也是以五方五时为准的。《素问·天元纪大论》说："天有五行御五位，以生寒、暑、燥、湿、风。"五位即东、南、西、北、中五个方位，亦称五方。五方生五气，即《素问·阴阳应象大论》所说："东方生风，风生木。""南方生热，热生火。"五方包括五时，所谓"东方生风""南方生热"，就是春季生风，夏季生热。这个规律同样与太阳的运行密切相关。

	7南 2 火	
↑东 8　3木	中土5	金4　9西↓
	水 1 6北	

河图用的是加法，即 $2+5 \to 7$ 火，$4+5 \to 9$ 金，$1+5 \to 6$ 水，$3+5 \to 8$ 木。

（三）更惊人的大发现——旋转的宇宙

上面我揭示了一个惊人的发现，即植物、动物、人体都有一个右旋的规律，那么，这个右旋倾向是因何而形成的呢？

经过长时间的研究思考，我得出一个结论——天人相参。

通过对天文学的了解，揭开了一个更惊人的大发现——整个宇宙中所有的行星、恒星、星系都是以一个旋转的运动形式而存在的。而我们所居住的太阳系，不管是地球的自转，九大行星的绕太阳旋转，还是行星中卫星的旋转方向，几乎都是以一个方向旋转的，据已知的天文学知识，太阳系中，只有木星的卫星木卫二是反向旋转的。而如果是以太一，即北极星为视角的话（洛书中的天文视角，古人的天文视角），整个银河系的旋转方向与太阳系一样，几乎都是一致的，但这个旋转方向并不是右旋，而是左旋。

为了慎重起见，我专门请教了就读哈佛大学天文系博士学位的朋友，据他证实确是如此，并且说不仅银河系的星体几乎旋转方向一致，甚至地球上的台风、龙卷风、自然江河湖泊中形成的漩涡，它们的旋转方向几乎都是一样的。这主要是受落体偏东的效应影响。

而天体自然界与流体的这种旋转方向都是逆时针方向，与生物界正好相反，为什么如此呢？这又是一个难解之谜。

古人用朴素的观察与思考，总结出了河图、洛书这样的针对宇宙规律、生命规律的一些数字图，并相信生命规律与宇宙规律是相参的。我不敢肯定古人是否观察到了天体的这种左旋规律与人体的右旋是正好相反的。从河图上看，河图正是根据日出东方、日落西方这种朴素的主观观察，界定了自然界的旋转方向，正像镜子中的影像一样，左右与实物上的方向正好相反，从而又用天人相参定位出人体的左升右降。河图对人体的生命旋转方向描述的正确性是由于古人的幸运，还是古人有更深层的智慧呢？

（四）古人的智慧——《河图》《洛书》同与不同

河图较简，洛书较繁，而同是对五行的解释，却有不同之处。《素问》用河图之数解释五行，如《素问·金匮真言论》《素问·上古天真论》《素问·天元纪大论》等；而《灵枢》多用洛书解五行，如《灵枢·九宫八风》等。

与河图相比，洛书包括了更多的天文学内容：《灵枢·九宫八风》中的九宫八风图，是按洛书之数而作，其中，立夏 4，夏至 9，立秋 2，春分 3，招摇 5，秋分 7，立春 8，冬至 1，立冬 6。

洛书数字排列，即每一宫中各有一个数字，称为洛书九宫数，其排列顺序是：戴九履一，左三右七，二四为肩，六八为足。

其中，一为坎水居于正北，九为离火居于正南，三为震木临东，七为兑金居西，二四为坤巽皆面南，各居西南和东南。六八乾艮皆面北，各位西北和东北，五为中央居中宫，按东南西北的方位为：左三，上九，右七，下一。

其数字结构为：阳数一，阴数二，阴阳相合，一加二等于三，再由三相乘而分属正四方。即东方震宫为三，三乘三等于九，即南方的离宫为九数，三乘九等于二十七，西方的兑宫即为七，三乘七等于二十一，北方的坎宫即为一，一三即得三，又复返东方的震宫三。

其中奇数为阳，代表了四季春、夏、秋、冬和一日的昼、夜、晨、昏的温度和光度的变化。如三代表春温，九代表夏热，七为秋凉，一是冬寒。三为黎明，晨曦始出，光线渐强；九为正午，日正当中，故光热最强；七是下午，太阳偏西，光热渐弱；一是夜间，光热最弱。

其中偶数为阴，以二为始，乘二而为四隅之数。如阴数以西南隅的坤宫二数而始，二二得四，则东南角的巽宫就是四；二四得八，则东北角的艮宫为八；二八十六，则西北角的乾宫是六；二六十二，则又回复至西南角的坤宫仍是二。

图中数字阴数二乘五等于十，所以交叉，四方相加皆为十。如上九加一等于十，左三加右七亦为十，四与六交叉相加是十，二与八交叉相加仍是十。阳数三乘五等于十五，所以图中数字纵横相加都等于十五。如正中直线九、五、一相加是十五，正中横线三、五、七相加亦是十五。其余，上横线数四九二相加，下横线数八一六相加，东侧直线四三八相加，两侧直线二七六相加，以及两交叉线相加，四五六相加，二五八相加，皆等于十五。

另外，如阳数相加的和数乘五，以及阴数相加的和数乘五皆等于一百。

以上这些皆是洛书的数字排列规律。而这些规律仍藏着许多不为人知的奥秘和古人已失传的哲理。

洛书数字被用于九宫八风，九个宫即一数叶蛰宫，二数玄委宫，三数仓门宫，四数阴洛宫，五数招摇宫，六数新洛宫，七数仓果宫，八数天留宫，九数上天宫，每宫分别代表方位及时令。其中上天宫、叶蛰宫、仓门宫、仓果宫，各居南北东西四正方位。招摇宫数中央，玄委宫、阴洛宫、天留宫、新洛宫分别数西南、东南、东北、西北四隅。由于太一从九宫推移，节气开始交换，阴阳开始消长，气候发生变化，导致各种风向产生。如东宫婴儿风，南宫大弱风，北宫大刚风，西宫刚风，西南宫谋风，东南宫弱风，东北宫凶风，西北宫折风，即所谓九宫八风。

太一移宫：一年之中，太一依次移行中央和八方的九宫，每一方为一宫，每宫约四十六天弱，占三个节气。太一以一宫移向另一宫时，当天和前后几天，气候和风雨皆发生变化。每一宫有一代表一风，这便是九宫八风的由来。太一在每一年中，按九宫方位依次移行，经常从冬至这一天起，居于叶蛰宫（冬至、小寒、大寒），计四十六天；到了第四十七日，即立春之日，就移居于天留宫（立春、雨水、惊蛰），计四十六天；期满四十六日后，于春分之日移居仓门宫（春分、清明、谷雨）；居四十六天后，于立夏之日移居阴洛宫（立夏、小满、忙种）；居四十五天，届夏至则移居于上天宫（夏至、小暑、大暑）；期满四十六天后，届立秋之日，移居于玄委宫（立秋、处暑、白露）；期满到秋分日，又移至仓果宫（秋分、寒露、霜降），共四十六日；期满，至冬至之日，移居新洛宫（立冬、小雪、大雪）；期满四十五天，又重复回居于叶蛰宫。

如此，洛书之数与八卦方位、头纲建日时辰相结合，便组成了代表四方四隅、四六二分二至时空关系的九宫八风图，寓日月星辰、方位、时令于一体。这种盘式的九宫八风图，为汉代气象预测的一种方法，也系《黄帝内经》对洛书数的具体应用。从九宫八风图中看，洛书九宫图是个右旋方向图，此图也说明古人观测天文的一个角度——从太一（北极星）角度观测天文，界定上下左右。

但另一方面，从洛书数上看，洛书的旋转方向则趋向复杂。从洛书的阳数（三、九、七、一）排列可看出，洛书阳数为右旋方向排列，而阴数（二、四、八、六）为左旋方向排列，可见洛书中的旋转方式是复杂的，是两个方向，阳数右而阴数左。这是否代表古人的更深层智慧？即古人知道天道、天球是向左旋的，而人道、人体是向右旋的。

至于生物界的右旋与天体的左旋方向相反是因为什么，我依然未探明其中的奥秘，只能推测也许天人相参正如镜子一样，人的内环境正是天道的反射，所以左右正相反，或者是因为天体的旋转方向向左，正是在其旋转左向时对一个我们还未知的场有一个切割，从而产生了一个反作用力，而这个向右的反作用力，正是产生生命的动力，也正是这个向左的旋转动力，使生命产生了一个向右旋转的规律。

这只是我的大胆猜测，生命中有无限奇妙，中医学的知识，有可能正是打开这个奇妙之门的钥匙。

天道与中医小结

《尚书》成书于西周时期，《黄帝内经》成书于西汉，相差五六百年，再到李东垣《脾胃盛衰论》中对五行的应用、推展，可以看出五行学说并不是一个完备的体系，而是不断在完善发展的体系。

五行学说同《易经》一样是中国人五千年来最基础、最根本的思想，不同于现代科学体系的试验、统计体系，而是一种数学模拟体验，通过一个数学模式来解释宇宙、自然。不是征服自然，而是标定自然规律，追求天人合一，人与自然有机地融合成一体。这正是中国人创造、发明、活力的源泉，也是为什么四大文明古国唯中国文明仅存的原因。当然，也是为什么中医学直到如今仍历久弥新，仍有生命力的原因。梁启超、胡适等人只因中国在近代稍遇挫折，即自卑自贬，并欲掘倒废除中国文明之根，实在无知且无德。当然，直到今日，在中医昌盛的表面，仍涌着中医西化的暗流，实行着对中医最根本概念的偷梁换柱，如此发展则中医危矣，我辈更当奋勇精进。

"四时五脏阴阳"的多层次系统结构，是藏象学说的核心内容。它体现了人体内部五脏之间的相互资生、相互制约的关系，以及与自然环境之间的密切联系，反映出《黄帝内经》理论体系的整体观念。五脏功能活动系统的划分，主要是与人体适应自然变化这一认识分不开的。这是古代医家通"象"的长期观察而总结出来的，也是名为"藏象"的原因。

藏象学说的五脏功能活动系统，指出了人的生命活动是受着自然环境等外在因素影响的。生命活动的外因，也必然造成了人体生命内部有一种相适应的活动机制，这就为我们运用现代科学方法来整理中医学提出了新的课题。

第三章
天道与饮食

"上工治未病，中工治欲病，下工治已病"，这是中国人耳熟能详的《黄帝内经》格言。未病其实也是亚健康了，而上上工是治不病，即所谓的不战而屈人之兵。治不病就是养生，而养生家首重饮食。"民以食为天"，饮食对于每个国家，每个民族，每个家庭，每个人，都是很重要的。从统计数字上来看，现代国家中，不管是发达国家如美国，还是发展中国家如中国，都有大量的疾病是由饮食的不正确引起的，如糖尿病、高血压、肥胖、脂肪肝。而由这些病引发的人体机能衰退及血液循环障碍（如动脉硬化），又引发了包括中风、心脏病、肾衰竭在内的多种疾病，占了中、美两国人口死亡率的50%以上。所以，饮食关乎生死。

从美国的医疗体系来看，60%的医疗资源用来治疗垂死的末病，不仅是巨大的浪费，也是不智。美国2005年医疗费用两万亿美元，相当于国内生产总值的17%左右（其他大部分国家平均为9%）。美国人一生的60%的医疗费用花在临终抢救，2005年平均每人须花费33万美元，平均花时28天，起到的作用只是平均延长两周的寿命，而且是躺在病床上昏迷状态的两周。

在未来的几年里，美国将迎来当年婴儿潮出生的大量退休人口。随着他们的年纪变老，必然加重美国的医疗费用。中国如果发展成美国这样的医疗制度，将来的结果可能更惨，因为中国的婴儿潮是美国的8倍。如此以往，庞大的医疗费用将压垮美国的经济。

即使是花了如此巨大的费用，美国人的平均寿命也并未延长多少。从2006年的统计数字来看，美国人的平均预期寿命仅77.6岁，略高于广东的76.9岁半年多，而远低于北京的80.1岁、上海的80.5

岁，更远低于日本的 81.5 岁、香港的 81.9 岁。美国是世界上医疗系统最发达的地方，这只能说明美国人的养生保健有问题。看来豪华的医疗系统和巨大的投入也不是完美的，离开了正确的养生概念和投入，造成了效率低下的浪费。

如果对比加州不同人种之间的平均寿命则更能说明问题。2006 年加州人的平均预期寿命：白人 77.6 岁，黑人 72 岁，华人 83 岁。而华人妇女更高达 89 岁，是名副其实的全世界第一。从同样的医疗条件对比来看，华人的平均寿命要远高于其他人种，这只能说明华人的养生方法是最好的、最有效的。也就是说，中国传统的养生方法是好的、有效的。另外还要说明一点，加州的中医密度是全世界最高的，两千万人口中有一万两千位中医，是天津的 10 倍。加州的华人看中医的次数也是全世界最多的。

"天意怜幽草，人间重晚晴。"天地之间连小草这样卑微的生命都得到滋润，何况于人。批评临终抢救的不智，不是视死不救，而是注重预防，如何创造黄昏金色年华。

自古中国的医学家、养生家就非常重视饮食。东汉末年的大医学家张仲景说："人体平和，惟须好将养，勿妄服药。药势偏有所助，令人脏气不平，易受外患。夫含气之类，未有不资食以存生。"这是讲饮食的重要性。张仲景又说："而不知食之有所成败，百姓日用而不知，水火至近而难识。"这是讲饮食既可以让你健康，又可以让你得病，百姓平常不知道，就像洪水、大火就在眼前也不认识。换言之，要想健康，须学习很多有关饮食的知识。

唐代药王孙思邈说："安身之本，必资于食；救急之速，必凭于药。不明食益者，不足以存生也。不明药忌者，不能以除病——食能排邪而安脏腑，悦神爽志以资气血，若能以用食以平疴，释情遣疾者，可为良工。"这是讲饮食与医药同等重要，如果能用饮食治病，那就是好医生。又说："夫为医者，当须先洞察病源，知其所犯，以食治之。食疗不愈，然后命药；药性刚烈，犹若御兵；兵之猛暴，岂容妄发；发用乖益，损伤处众。药之投疾殃滥也然。"这就是讲，医生最好先用食疗治病，不愈再考虑用药，药物副作用太大——这其实就是民谚"是药三分毒""药补不如食补，药疗不如食疗"的来源。

到了金末元初，李东垣创立了中医学中的脾胃学派，更加重视饮食。这也是为什么中医学中将主管消化的脾脏定位为五脏之主，甚至认为脾脏是母脏，而其他四脏心、肝、肺、肾是子脏。明代张介宾甚至说："有胃则活，无胃则死。"这里的"胃"指胃气，意思就是人有进食的欲望才可以活，如果没有进食的欲望则离死不远了。引申一下就是讲人类，甚至一切生物的生命力来源于进食的欲望。如果这个欲望没有了，生命也就随之结束了。再引申一下：一切生物的原动力，甚至生物进化的原动力都来源于这种胃气——进食的欲望。捕食、进食、消化、代谢、排泄，由此而来的疾病、死亡、康复，以及由此而来的物竞天择、繁殖、进化，食物链、生物圈组成了一曲波澜壮阔的生命之歌，一幅壮美的生命画卷。

第一节 饮食总规律

一、饮食的时间规律

饮食的时间规律：升降出入当顺之。

（一）何为升降

升降，指的是人体气血在一天或一年中按时间规律的升和降。人体的气血能量，又分为阴、阳两种。阴与阳有方向性，阳气向上，故曰"升"；阴气向下，故曰"降"。阳气主升，气血流转加快，机体就进入兴奋状态；阴气主降，阴气降则机体进入抑制状态。阳气升，则阴气减少，阳气渐多；阴气降，则阴气渐多，阳气渐少。但阴阳不离不弃，不会分开或全无，而且只要阴阳比例发生了不合理的变化，人体便会生病，甚至死亡。比如，夜间阳多则发热失眠，阴少则盗汗，而阳气衰微欲绝则有死亡的可能。

阴阳升降又必须符合时间的规律，如阳气当从凌晨 3:00 开始缓缓升发，清晨 5:00 以后渐渐快速升起，至 7:00 渐多，人则从清晨 5:00 开始至 7:00 渐渐苏醒，这是正常的规律。如果在夜间 3:00 之时，阳气本当缓缓升起，却突然快速升起，扰动心神，则此时人就会醒来。人一过 40 岁，大多数的人开始真阴不足，必醒于此时，也就是《黄帝内经》所讲的"年过四十，其阴过半"的意思。

人体阴气、阳气随时间上升下降的这一规律，就是所谓的生物钟。

（二）何为出入

出和入，是指饮食进入人体与排出人体有一定的规律，也要符合生物钟。

1. 一入便有一出

正常人在早晨时，一有食物进入胃中，就会开始刺激大肠蠕动，于是就有了排便的欲望。这是人类"一入便有一出"的规律，是人体消化道功能正常的表现。并不需要餐前先喝水或什么特殊的饮料来帮助排便，那只是错觉。我们可以观察到很多健康的小朋友，是在每次吃完饭后都要去大便的。这才是人体最正常的状态，完全符合"一入便有一出"的规律，也符合"有一阴便有一阳"的中医哲学。可惜，随着年龄的增长，人体的这种最佳状态会下降。另外，社会、工作、学习的压力也会改变这一规律。但只要早餐后有大便的欲望，那么你的消化道还是正常的。

2.胃满则肠空，肠满则胃空

正常的人类消化进食，符合"胃满则肠空，肠满则胃空"这样一阴一阳、一出一入的规律。在正常的情况下，胃里有食物时，小肠是空的；小肠里有食物时，胃里是空的，这样一空一满才有利于消化。如果肠空胃也空，小肠里没有食物，胃里也没有食物，人会感到疲劳、饥饿。所以，一日一餐或两餐并不可取。如果经常胃也满，肠也满，胃里和肠中都有食物，则容易引起消化和代谢的疾病。所以，少量多餐、一日五餐也不可取，当然，经常吃零食就更不可取了。

根据生理学知识，当食物进入胃时，胃会开始大量分泌胃酸。当胃里的食物进入小肠时，小肠和胰脏就需要分泌大量的小肠液和胰液来中和这些随食物进入小肠的胃酸，并分解和消化食物。而当胃排空后，胃酸的分泌量会迅速减少，同理，小肠和胰脏在没有食物及胃酸进入后也会迅速减少肠液和胰液的分泌。同时，不管是胃酸还是小肠液的分泌都需要大量的动脉血支持。如果人体经常处在胃满肠也满的状态，则会使胃与小肠的动脉血流分配比率处于摇摆不定的状态，胃酸与胰液的比例出现不平衡，最终会导致消化和代谢的问题。胃与小肠也是需要休息的，经常充满食物也会使小肠与胃满负荷运转，最终导致肠胃疾病的发生。胃与小肠的这种"一空一满""一满一空"的规律就是对胃与小肠的最佳维护，千万不要使胃与小肠经常处于全满或全空的状态。

（三）何为顺之

顺，指的是不管是人体阴阳、气血的升降，还是饮食的出与入，都会顺应一个生物钟的时间规律。也就是说，人体的气血什么时候该升，什么时候该降，什么时候该吃饭，什么时候该排泄，都是有一个时间规律的。而所谓顺之，就是既然有了这样一种升降出入的时间规律，我们最好的保健方法就是顺应这一规律。

《黄帝内经》讲，顺之则得长寿，逆之则夭寿；顺之则灾害不起，逆之则百病丛生。我们的饮食起居方法，应该完全顺应这种规律，因为这是饮食的天道。

二、饮食的能量规律

饮食的能量规律：寒热温凉当逆之。

（一）何为"寒热温凉"

寒热温凉有两层意思：一是指天气的寒热、温凉，冬天严寒、夏天酷热、春季温暖、秋季凉爽；二是指人体，是指人体的四种状态，即恶寒、发热、中温、着凉这四种状态，全属病理状态。

（二）何为"当逆之"

这个很好解释，就是夏季酷热之时，当食寒性食物，以逆之。冬天严寒之时当食热性食物，春暖之时当食凉性食物，秋凉之时当食温性食物。或者是当人恶寒之时当食热性食物，发热则食寒性食物，中温则食清凉食物，着凉则食温性食物，各从其当逆之度，以逆之。这个原理很容易理解，也很容易被接受。关键是什么食物是寒性，什么食物属热，什么食物偏温，什么食物清凉，就难以掌握了。

顺便讲一下，现代人每日饮食多半驳杂，寒温凉热，大半会被中和，所以夏季偶尔吃些辛辣温热的食品，冬季偶尔吃些寒凉清苦的食品，也不会患病。但饮食如果长期寒热偏颇，必至患上大病。

特别需要注意的是，当人体处于病理状态时，恶寒时再吃寒凉食品，发热时再吃辛热食品，则体质弱者多半会从此沉疴不起，使病痛迁延岁月，故慎之，戒之。

第二节　饮食具体法则

我们要知道，这个世界上不存在完全没有副作用的东西，我们只是尽量找副作用少的东西。

很多人说，海鲜好，海鲜所含的脂肪酸能活化血管，多吃海鲜可以变聪明，不容易得心血管病，也不容易长胖。其实，几乎所有东西都有副作用。海鲜有毒，会引起皮肤病、过敏症。它含有的特殊病毒，能引起鼻咽病，甚至是癌症。海鲜含有大量的碘，在人的身体里经年累积，会促进甲状腺的增生。在日本，甲亢是很普遍的疾病。在海鲜吃得没那么多的地方，甲亢的发病率就会少一点。所以海鲜吃多了不是很好，所有东西都不能吃太多。

还有，很多人认为水果最容易消化，富含营养，应当多吃。其实，水果也有水果的副作用，比如前面讲过的柠檬，吃多了就会导致胃出血。所有含柠檬酸过多的水果，比如葡萄柚，吃多了都会导致胃出血等毛病。许多人爱吃的李子，也是一种很不好的水果。虽然它可以通便，但是吃多了就会导致痔疮出血和鼻出血。所以古谚说："桃养人，杏害人，李子树下埋死人。"现在美国人流行吃的山竹（泰国来的奇妙水果），吃多了就会坏牙齿。山竹和葡萄都是属于损齿的水果。有人说，吃西瓜很好，利尿。但是西瓜非常凉，甜度高，对糖尿病病人非常不好。几乎所有的水果都有副作用。

我们要善于利用好的地方，避免坏的地方。怎么做呢？第一，要知道它们的性质；第二，要知道自己身体的体质；第三，要知道它们应该如何搭配；第四，要知道在什么时间吃。吃饭，看似简单，人人都会，其实是很复杂的。在我的诊所里，哪怕是六七十岁的老先生，听我讲完一小段如何吃的法则，都会颇为感慨地说："活了这么多年，突然发现我不会吃东西了，连饭都不会吃了！"其实，饮食之道，不是那么容易悟出的。如果那位老先生没得病，也就不会到我的诊所；如果他真的会吃，我也不用教他。饮食之道充满了知识，充满了智慧，是总结了上千年的道理。要想保全生命，保持健康，我们最好遵循饮食的法则。

一、食物的性质

我们要了解食物的性质，正像是《孙子兵法》讲的，打仗要知彼知己，才能百战不殆。所谓知彼，就是要知道食物的性质；所谓知己，就是要知道自己的体质。

从温度来讲，食物可以分为热性的、温性的、中性的、凉性的、寒性的、苦寒的。还可以再细分，例如，大米和白面虽然都是中性的食物，却也有细微的差别，大米比面的性质稍微凉一点。我看过的一个传记报道里说，当年中国共产党北方的军队，在三年的解放战争时期，到了南方的时候，因为大米太凉，吃不惯，结果纷纷拉肚子。南方人到了北方吃面食，很多时候形成腹胀、消化不良，是因为面粉太涩。哪怕是面粉和米，对于常年没吃过的人，都是有区别的。什么是热的食物呢？比如像辣椒、胡椒。温性的食物有羊肉、牛肉。猪肉则算比较平和的肉类，鸭肉可以归为偏凉的食物。什么是凉的食物呢？基本上，蔬菜类多是偏凉的，比如说，菠菜、芹菜和胡萝卜。什么是寒的食物呢？就是比凉性更凉一点的食物，比如西瓜、丝瓜和黄瓜。而带有苦味，又属于寒凉的食物，比如苦瓜，就属于苦寒之物。

食物除了寒热温凉的性质，还有阴阳之分。例如，猪肉偏阴，羊肉偏阳。所谓阴性的食物就是让身体比较容易保存体液，比较润滑；阳性的食物，使身体的功能保持亢进、上升。

从消化性质角度，食物还可分为难于消化的和容易消化的两种。

难于消化的食物还可以分为黏腻的和收涩的两种。黏腻的食物见水以后容易吸收水分；收涩的食物吃了以后不太容易大便，消化道蠕动速度变慢，比如芡实。还有一种食物，是滑利的，吃了以后比较容易从大肠排出，属于有黏液的食物，比如马齿苋、牛膝。

食物还有一些其他的性质，这里就不一一总结了。

二、人体体质的区别

正像食物一样，人也有不同的体质，每个人要根据自身体质的不同进行饮食搭配。人体分为重阳的体质和重阴的体质。重阳体质的人，比较容易兴奋、燥热、不怕寒凉，这样的人适合吃偏凉、偏阴的食物。重阴的人比较容易嗜睡，身体容易变得肥胖、怕冷，就要吃多阳的、升阳的食物。

身体从气血角度来说，也有多气多血、少气多血、多气少血和少气少血四种不同的体质。人体还有另外一种倾向，即阳气上升与下降的区别。有的人阳气容易上升，却很难降下来。这样的人，容易生气、兴奋、头疼，气血容易向头部涌去，难以睡觉，容易醒来。这些人适合吃使气血下降的，所谓沉降的食物，比如，菊花、桑叶、桑椹，可以帮助气血平衡。有些人的气血属于沉降型，难于上升。这些人比较懒惰、散漫、嗜睡，很难醒过来，体力弱，不容易激动，这样的人则适合多吃一些升阳的、生发的食物。

三、饮食贵乎平衡

我们要谨守中庸之道，不能过急、过激，也不能太消极。比如说像美国人的饮食，大寒大热。他们吃油炸的、非常热的食物，为了中和热性，再配以冰水，哪怕在冬天或大寒的时候也喝冰水、冰柠檬水。这都是错的。饮食要顺应四时，顺应一天的时辰，要达到温度的平衡、营养的平衡、消化代谢的平衡，过偏于某一种食物都是不对的。我们是杂食动物，吃纯素、纯肉、纯海鲜，都不对。我们要吃多样的食物，但是不能同时吃，要分开吃。一次吃太杂或太多则不好消化。比如说，我们可以今天吃鱼，明天吃肉，蔬菜可以分成几种，在不同时间分几次吃。

四、何时吃，吃什么

饮食要顺应循环系统的规律、体液变化的规律而变化，这就是饮食的天道。

像美国人早上起来用凉的牛奶和麦片搅拌，再放点水果，这样吃就是大错。早上吃的食物一定要是升阳升发，温暖温煦，富有营养，补心肺阳气的。所以，早上我们第一应该吃热的食物，含蛋白质的食物，像肉类、鸡蛋、牛奶都可以。早上吃的食物一定要煮熟、烤熟。各位可以做一个实验，早饭如果吃一些肉类，你一天的精力都会比较旺盛，比较耐饥饿，对身体提升阳气很好。早上吃肉，也不容易变胖。早上空腹可以喝热牛奶和热豆浆，它们和水不同，含有大量的蛋白质。早上刚起床喝水为什么不对？水是至阴的，早上阳气微升，却喝了很多水，阳气就会被阴水所截，人一天都会没有精神。不应在早饭前喝水，喝柠檬水更是大错特错。早上不能吃水果，不能吃寒凉的沙拉。另外，早上不应该吃含有糖分的东西。糖分是害阳的，会让我们的阳气升发得不够好。因为在早上，脾和胰脏最弱，还没开始工作，我们不应该加重它们的负担。就像一部车要预热起来才能很好地使用，早上要把身体预热起来。

中午属于至阳的时候，阳气最盛，阴气很少。午饭反而要吃一些蔬菜、水果。一般人以为，蔬菜和水果最好消化，其实相对于牛奶和肉类要难吸收得多。因为植物不光有细胞膜，还有细胞壁，身体要花力气打破细胞壁。植物在中医里，叫"血肉无情之品"，它的蛋白质和结构与人体相差得比较远；而动物性的东西，中医里叫"血肉有情之品"，所谓有情，就是和我们比较近，比较容易被我们吸收。

到了晚上，阳气下降，阴气上升。为了顺应这个道，晚上要吃不升阳的、养阴的、为睡眠做准备的食物。咖啡和绿茶晚上不能饮用，因为它们都是升阳之品。茶可以在早饭以后喝。晚上 9 点以后，进入至阴的时间，从养生的角度看，不宜吃任何东西，也最好少喝水。晚上 11 点以后，则完全不能喝水。因为这时喝水会影响心脏休息，会危害阳气，阳气太弱则危害生命。晚上要吃少，因为阳气弱，吃太多对身体不利。晚上应当喝养阴的汤、喝酒。

到底什么时候吃早餐，什么时候吃午餐，什么时候吃晚餐，都很有讲究。真正的养生家，并非是一起床就吃早饭，起床后活动一下，等气血流通后再吃。早饭之前尽量不要喝水，实在口干可以润润喉，不要一杯一杯地喝。古人建议在 5 点，即卯时开始起床，5 点到 7 点之间属于卯时。7 点到 9 点属于辰时，辰时属土，主胃，真正的早餐应该在 7 点吃。午餐应该在 1 点吃，1 点到 3 点属于未时，属土，主脾。晚餐要在 7 点吃，7 点到 9 点属于戌时，也是主肠胃，属土。还有一个时辰是丑土，在丑时，即夜里 1 点到 3 点，但丑时属于大肠这一部分，是食物蓄积的地方，这时不应该吃任何东西。

五、饮食应四季之德

《素问·四气调神大论》说，我们的气血流动、饮食，都是要根据四季来调整的。春夏秋冬，要按生命的成长阶段进行饮食。

比如说，春天的时候，大地复苏，万物向荣，植物和动物都处在生发的过程中。《黄帝内经》说，"春三月，此为发陈"，要"夜卧早起"。这个时候，我们就要配合吃一些生发的食物，比如春天采的雨前茶、香菜、豆芽菜，刚生长出来的茴香苗、香椿芽。这些都是生发之品，助我们的气向上生长，而"逆之则伤肝"。到了夏天，叫"夏三月，此谓蕃秀"，是"万物华实"的季节。也就是说，在夏天迅速生长的植物，都是可以让我们饱餐的。同时，也可以多吃些米面、瓜果。秋天，"此谓容平"，就是万物丰盛的意思，气在下降，我们就要配合吃一些帮助气下降，但是丰盛的东西，比如羊肉、肉类、饱满的五谷，都适合在这个时候吃。到了冬天，叫"冬三月，此谓闭藏"。我们要吃"去寒就温"的，温暖的、热的东西，绝对不要吃凉的（像冰淇淋），不要喝凉水，不要吃大量蔬果。应该多吃脂肪类的食物，如肉类、牛奶、蒜、葱、姜、花椒、大料，可以喝点小酒。这时候就不能吃发散的食物，比如香菜就不太好。

第三节　饮食范例

一、经典的一日天道食谱

这样的饮食计划主要是设计给那些亚健康人群，比如体重过重的人，甘油三酯过高、胆固醇过高、血脂过高的人都适合使用。对于一些小疾小病，比如长期慢性疲劳、免疫力下降、肠胃不适、睡眠质量下降、眠浅易醒、体态臃肿、面色萎黄、口苦、咽干、目眩、头晕及患上了慢性衰退疾病的人，这套食谱功力非常强大，经常起到意想不到的效果。

【早餐】

餐前不可大量饮水及饮料。早餐不可以吃水果、生菜及冷食，切忌吃糖、蜂蜜、果酱、花生。

上午 7:00 开始吃早餐，可以选择性地吃。

肉类：牛肉、羊肉、猪里脊肉二至四两。做法：最好是切碎，蒸，加盐、青葱或洋葱一两；其次是肉馅，煮，加花椒、青葱、白菜；再次是煎或烤；不建议用油炒或炸来吃。

牛奶：全脂牛奶一杯，热饮。

主食：最好是加州野黑米一小碗；其次泰国红米一小碗；再次长粒籼糙米一小碗。

蔬菜：随意，不限多少（最佳次序排列：青葱、洋葱、芦笋）。

素食者：蒸南瓜四两至半斤；或蒸芋头二至四两；或牛油果半颗至一颗；或黑豆、红豆二两；青葱或洋葱一两，煮食。其余同上。全素食主义者最好在早餐前，先吃生姜或日本醋姜数片以温煦肠胃，此法可解全素食者身体虚寒、易患胃痛的毛病，并可使面色红润，不亚于肉食主义者。

不吃牛、羊、猪肉者：鸡蛋两颗，白煮或蒸食；鸡肉三两，食法同上。

不吃肉者：鲑鱼或者金枪鱼二至四两，食法同上。

【午餐】

中午 1:00 开始午餐。

鱼肉：最好是鲫鱼、猫鱼、吴郭鱼、桂鱼、鲈鱼等淡水鱼。

蔬菜：不限多少，不拘种类。

豆制品：二至四两。

主食：最好是加州野黑米一小碗；其次泰国红米一小碗；再次长粒籼糙米一小碗。非糖尿病、高胆固醇、高甘油三酯、高血脂者，非减肥者，可以吃白米饭及面食。

水果：午餐后是一日之内最佳的吃水果时间。糖尿病患者或减肥者仅可吃四种水果：葡萄柚（并非一般柚子）、香瓜（以韩国的最好，又称黄金瓜）、番石榴、亚洲梨（美洲梨则不可）。

【晚餐】

下午 7:00 开始晚餐。

全素是晚餐的最佳内容，最好不要吃高蛋白质及含脂肪的鱼类、肉类、蛋类。

蔬菜：白萝卜（最佳晚间蔬菜，建议每晚必吃）。以下蔬菜按次排列，均可任选：黄瓜、丝瓜、冬瓜、南瓜、莲藕、苦瓜、番茄、茄子、青椒、白菜、青江菜、莴苣、菠菜、芥菜、芹菜、甜菜头、苋菜。

海带、昆布、紫菜，是夜间清理大肠的最佳食品。

醋：是晚餐最佳的调味品。山西老陈醋最佳，镇江香醋次之，白醋、米醋最次。

主食：荞麦饭或荞麦面条最佳，一大碗；其次是莜麦或燕麦，一小碗。

豆腐、豆花：可适量食用，但不可天天食用。久食宜积累豆毒，可致全身酸痛。黑豆、红豆、绿豆、蚕豆等豆类，不建议在夜间食用。

牛奶：晚餐后可以饮一杯脱脂牛奶。

二、糖尿病治疗饮食方案

糖尿病患者在治疗期间，可以选用我们研制的饮食方案，主要分为四个阶段：

第一阶段：糖尿病治疗期。

第二阶段：糖尿病治疗稳定期。

第三阶段：糖尿病治疗观察期。

第四阶段：糖尿病健康恢复期。

第一阶段：糖尿病治疗期

【早餐】（时间 7:00 ~ 9:00）

注意事项：餐前不可以饮水；餐中不可以用植物油；烹饪不可以加糖、芡粉。

1. 肉类

选料：牛肉 100 ～ 250 克，按男女体重加减。牛的里脊，肉味最佳。腿肉次之，其他部位的肉更次之。

食法：①用清水滚开，浸洗 1 次，切成片或块状，然后放入冷水中加热数分钟至沸腾，盖上盖，放置温热状态，即可食用。②切块隔水炖。③烤到五至七分熟。④煎熟。⑤蒸熟。先切成小块，加盐、葱，蒸 7 ～ 10 分钟。

2. 奶类

纯牛奶一杯（加热）。

3. 蔬菜

蘑菇（除香菇外）、黄瓜、丝瓜、倭瓜、芹菜、意大利瓜、葱、芥蓝、芥菜心、芦笋、西红柿、青椒、青江菜、空心菜、芥菜、莴苣。

4. 主食

（1）无注射胰岛素者

①小米粥，特点是吸水性强，加水 10 倍，煮 5 分钟，之后盖上盖即熟，小米开花即食。

②玉米面或玉米粥食物。

③泰国红色长粒香米，特点是吸水性强，加水 3 倍，煮 30 ～ 45 分钟。

④荞麦，选炒过的，吸水性弱，加水 2 倍，煮 20 分钟。

⑤燕麦或燕麦片，最好用炒过的原粒状燕麦，未膨化加工过，吸水性一般，加水 2 倍，煮 30 分钟。

（2）注射胰岛素或病情严重者

选用美国野生黑米，特点是吸水性强，加水 4 倍，煮 40 ～ 60 分钟。

【午餐】（时间 13:00 ~ 14:00）

注意事项：以少食为宜，以吃到不饥饿为标准。

1. 鱼类或豆制品

淡水鱼类、鱼片，或吃豆腐。

2. 蔬菜

黄瓜、丝瓜、倭瓜、芹菜、意大利瓜、葱、芥蓝、芥菜心、芦笋、西红柿、青椒、青江菜、空心菜、芥菜、莴苣。

3. 主食

选荞麦面或泰国红色长粒香米。

注射胰岛素者最好选用美国野生黑米。

注：午餐亦可选用简单的方法，如在不饥饿的状况下吃 1 ~ 2 个蒸蛋或煮蛋即可。

【晚餐】（时间 19:00 ~ 20:00）

注意事项：不可以食用动物性脂肪；不可以食肉；不可以食海鲜；但可以食用螃蟹。

1. 汤类

首选玉米牛蒡汤。做法：将鲜玉米（连须带壳）与牛蒡根、海带、白萝卜同煮 30 ~ 60 分钟即可。

2. 蔬菜

蘑菇（除香菇外）、黄瓜、丝瓜、倭瓜、芹菜、意大利瓜、葱、芥蓝、芥菜心、芦笋、西红柿、青椒、青江菜、空心菜、芥菜、莴苣。

建议：若条件允许，可选用有较大食疗作用的蔬菜，如苏叶、白萝卜、嫩桑叶、黄瓜、丝瓜。

3. 主食

（1）无注射胰岛素者

①小米粥，特点是吸水性强，加水 10 倍，煮 5 分钟，之后盖上

盖即熟，小米开花即食。

②玉米面或玉米粥食物。

③泰国红色长粒香米，特点是吸水性强，加水 3 倍，煮 30 ～ 45 分钟。

④荞麦：选炒过的，吸水性弱，加水 2 倍，煮 20 分钟。

⑤燕麦或燕麦片，最好用炒过的原粒状燕麦，未膨化加工过，吸水性一般，加水 2 倍，煮 30 分钟。

（2）注射胰岛素或病情严重者

选用美国野生黑米，特点是吸水性强，加水 4 倍，煮 40 ～ 60 分钟。

餐后建议：宜饮一勺山西老陈醋。

第二阶段：糖尿病治疗稳定期

【早餐】（时间 7:00 ～ 9:00）

注意事项：餐前不可以饮水；餐中不可以加糖、芡粉。

1. 肉类

选料：牛肉、猪肉、羊肉、鱼，可任选一种，且可用植物油烹饪。

以牛肉为例：100 ～ 250 克牛肉，按男女体重加减。选牛的里脊，肉味最佳，腿肉次之，其他部位的肉更次之。

食法：①用清水滚开，浸洗一次，切成片或块状，然后放入冷水中加热数分钟至沸腾，盖上盖，放置温热状态，即可食用。②切块隔水炖。③烤到五至七分熟。④煎熟。⑤蒸熟。先切成小块，加盐、葱，蒸 7 ～ 10 分钟。

注意：①以下四种油不可用：花生油、豆油、菜籽油、棉籽油。②最好用以下三种油：亚麻油，也称胡麻油（选用生榨法生产的亚麻油）；葵花籽油；橄榄油。

2.奶类

纯牛奶一杯（加热）。

3.蔬菜

蘑菇（除香菇外）、黄瓜、丝瓜、倭瓜、芹菜、意大利瓜、葱、芥蓝、芥菜心、芦笋、西红柿、青椒、青江菜、空心菜、芥菜、莴苣。

4.主食

（1）无注射胰岛素者

①小米粥，特点是吸水性强，加水10倍，煮5分钟，之后盖上盖即熟，小米开花即食。

②玉米面或玉米粥食物。

③泰国红色长粒香米，特点是吸水性强，加水3倍，煮30～45分钟。

④荞麦，选炒过的，吸水性弱，加水2倍，煮20分钟。

⑤燕麦或燕麦片，最好用炒过的原粒状燕麦，未膨化加工过，吸水性一般，加水2倍，煮30分钟。

（2）注射胰岛素或病情严重者

选用美国野生黑米，特点是吸水性强，加水4倍，煮40～60分钟。

【午餐】（时间13：00～14：00）

注意事项：以不饥饿为标准。

1.肉类或豆制品

选用牛肉、淡水鱼类、豆腐、豆腐干。

2.蔬菜

蘑菇（除香菇外）、黄瓜、丝瓜、倭瓜、芹菜、意大利瓜、葱、芥蓝、芥菜心、芦笋、西红柿、青椒、青江菜、空心菜、芥菜、莴苣。

蔬菜禁忌：韭菜、茴香、蒜苗、包心菜、白菜花。

其他禁忌：坚果类、花生、芋头、地瓜、南瓜、苦瓜。

3. 主食

选荞麦面或泰国红色长粒香米。

注：午餐亦可选用简单的方法，如在不饥饿的状况下吃 1～2 个蒸蛋或煮蛋即可。

【晚餐】（时间 19:00～20:00）

注意事项：海鲜类以少量为宜；不可食用肉类。

1. 海鲜类

如海参、海蜇皮、螃蟹、蛤蜊、淡菜。

2. 淡水鱼类

如鲫鱼汤。

3. 蔬菜

蘑菇（除香菇外）、黄瓜、丝瓜、倭瓜、芹菜、意大利瓜、葱、芥蓝、芥菜心、芦笋、西红柿、青椒、青江菜、空心菜、芥菜、莴苣。

建议：若条件允许，可选用有较大食疗作用的蔬菜，如苏叶、白萝卜、嫩桑叶、黄瓜、丝瓜。

4. 主食

（1）不曾使用胰岛素者

①小米粥，特点是吸水性强，加水 10 倍，煮 5 分钟，之后盖上盖即熟，小米开花即食。

②玉米面或玉米粥食物。

③泰国红色长粒香米，特点是吸水性强，加水 3 倍，煮 30～45 分钟。

④荞麦，选炒过的，吸水性弱，加水 2 倍，煮 20 分钟。

⑤燕麦或燕麦片，最好用炒过的原粒状燕麦，未膨化加工过，吸

水性一般，加水 2 倍，煮 30 分钟。

（2）曾使用胰岛素或病情严重者

选用美国野生黑米，特点是吸水性强，加水 4 倍，煮 40 ～ 60 分钟。

餐后建议：宜饮一勺山西老陈醋。

第三阶段：*糖尿病治疗观察期*

【早餐】（时间 7:00 ～ 9:00）

注意事项：餐前不可以饮水；餐中不可以加糖、芡粉。

1. 肉类

选料：除鸡肉、火鸡外的所有肉类均可，但避免油炸类食物，避免卤的食物。

2. 蔬菜

蘑菇（除香菇外）、黄瓜、丝瓜、倭瓜、芹菜、意大利瓜、葱、芥蓝、芥菜心、芦笋、西红柿、青椒、青江菜、空心菜、芥菜、莴苣。

3. 淀粉类

（1）*不曾使用胰岛素者*

可食用小米、玉米、燕麦、荞麦、糙米、薏米、绿豆。

（2）*曾使用胰岛素或病情严重者*

可食用绿豆、泰国红色长粒香米。

【午餐】（时间 13:00 ～ 14:00）

注意事项：以少食为宜；以不饥饿为标准。

1. 淡水鱼类、猪肉类、海鲜类

其中，海鲜类除青花鱼、鲑鱼、鳕鱼、带鱼、牡蛎。

2. 蔬菜

蘑菇（除香菇外）、黄瓜、丝瓜、倭瓜、芹菜、意大利瓜、葱、芥蓝、芥菜心、芦笋、西红柿、青椒、青江菜、空心菜、芥菜、莴苣。

3. 主食

选荞麦面或泰国红色长粒香米。

注：午餐亦可选用简单的方法，如在不饥饿的状况下吃 1～2 个蒸蛋或煮蛋即可。

【晚餐】（时间 19:00～20:00）

注意事项：不可以食用动物性脂肪；可以食用海鲜，但以螃蟹最佳。

1. 汤类

如鸭汤、瘦猪排骨汤。其中，瘦猪排骨汤加牛蒡子、白萝卜、莲藕同煮 1 小时，去沫、去浮油，效果更佳。

2. 蔬菜

蘑菇（除香菇外）、黄瓜、丝瓜、倭瓜、芹菜、意大利瓜、葱、芥蓝、芥菜心、芦笋、西红柿、青椒、青江菜、空心菜、芥菜、莴苣。

建议：若条件允许，可选用有较大食疗作用的蔬菜，如苏叶、白萝卜、嫩桑叶、黄瓜、丝瓜。

3. 主食

（1）不曾使用胰岛素者

可食用荞麦、小米、玉米、糙米、绿豆、泰国红色长粒香米。

（2）曾使用胰岛素或病情严重者

可食用荞麦、玉米、绿豆、泰国红色长粒香米。

选用美国野生黑米，特点是吸水性强，加水 4 倍，煮 40～60 分钟。

餐后建议：宜饮一勺山西老陈醋。

第四阶段：糖尿病健康恢复期

【早餐】（时间 7:00 ~ 9:00）

注意事项：餐前不可以饮水；餐中不可以加糖、芡粉。

1. 肉类

选料：除鸡肉、火鸡外的所有肉类均可，但避免油炸类食物，避免卤的食物。

2. 蔬菜

蘑菇（除香菇外）、黄瓜、丝瓜、倭瓜、芹菜、意大利瓜、葱、芥蓝、芥菜心、芦笋、西红柿、青椒、青江菜、空心菜、芥菜、莴苣。

3. 淀粉类

（1）不曾使用胰岛素者

可食用小米、玉米、燕麦、荞麦、糙米、薏米、绿豆。

（2）曾使用胰岛素或病情严重者

可食用绿豆、泰国红色长粒香米。

淀粉类禁忌：不可以食面食；不可以食油炸类食物；不可以食用糯米；不可以食用久煮的粥类。

淀粉类食用要求：淀粉分为直链淀粉与支链淀粉两种，难溶于水的直链淀粉对人体最为有利。但如果经久煮或膨化或高温油炸，淀粉的链会断裂为细碎的短链，甚至糖化成近似于糖的多糖类或双糖，至此则对糖尿病病人有极大的危害。故淀粉类食物不宜深加工、细磨、久煮、高温煎炸，以能见实物谷类原型为宜。

【午餐】（时间 13:00 ~ 14:00）

注意事项：以少食为宜；以不饥饿为标准。

1. 淡水鱼类、猪肉类、海鲜类

其中，海鲜类除青花鱼、鲑鱼、鳕鱼、带鱼、牡蛎。

2. 蔬菜

蘑菇（除香菇外）、黄瓜、丝瓜、倭瓜、芹菜、意大利瓜、葱、芥蓝、芥菜心、芦笋、西红柿、青椒、青江菜、空心菜、芥菜、莴苣。

3. 主食

（1）不曾使用胰岛素者

可食用小米、玉米、燕麦、荞麦、糙米、薏米、绿豆。

（2）曾使用胰岛素或病情严重者

可食用绿豆、泰国红色长粒香米。

【晚餐】（时间 19:00 ~ 20:00）

注意事项：尽量少吃。

1. 肉类

以牛肉或猪肉里脊、极瘦肉为宜。

2. 汤类

可喝排骨汤、牛肉清汤、海鲜汤，以鱼汤最好。

3. 蔬菜

宜食大量蔬菜。

4. 菌类

木耳、银耳、地皮菜、蘑菇、石耳。

5. 主食

（1）不曾使用胰岛素者

可食用荞麦、小米、玉米、糙米、绿豆、泰国红色长粒香米。

（2）曾使用胰岛素或病情严重者

可食用荞麦、玉米、绿豆、泰国红色长粒香米。

选用美国野生黑米，特点是吸水性强，加水 4 倍，煮 40 ~ 60分钟。

餐后建议：宜饮一勺山西老陈醋。

禁忌：糖尿病病人即使康复之后，还有众多终身不可食用之物，食之则损身害命。举例如下：①淀粉类：芋头、葛粉、粉葛、怀山药、地瓜、糯米、精制面粉（如饼干类、蛋糕类）。②油炸类：油条、油饼、炸糕、经膨化过的食物（如爆米花、膨化过的燕麦片）。③水果类：芒果、榴莲、葡萄、西瓜、桃子、枣子、李子、荔枝、龙眼、释迦、甘蔗、樱桃。④坚果类：各种坚果类（除榛子外），对糖尿病病人都不利。⑤肉类：经油炸过的肉类、卤制过的肉类最不好；鸡肉与火鸡肉次之。⑥鱼类：青花鱼、带鱼、鲑鱼、鳕鱼、牡蛎。⑦调味料类：肉桂、茴香、孜然、干姜。⑧其他：花生、蜂王浆、蜂胶、蜂蜜、花粉。⑨中药里有补益类成分的尽量不要食用。

第四节　饮食的误区

一、水——喝水喝出的高血压

得高血压是一个长期的过程，怎么会有喝水喝出的高血压呢？请听下面这个真实的故事。我有这样一位病人，他平时非常注意健康，但最近突然血压变高，尿里见血。他赶紧到医院检查，抽血、化验、CT扫描，都没有发现任何疾病，吃西药治疗也不见效。我听了也觉得很奇怪，便请他到诊所来一趟。一周后，这位老人由子女送到诊所，经过反复问诊，我终于发现，这位极其注重健康的老人，是喝水喝得太多了。他每天要喝大量的水，还有在夜间喝水的习惯。最近，他感觉越喝越渴，就在睡觉前，在床头摆上三大杯水，一觉得渴了就可以喝到。殊不知，如此一来，睡眠全毁。其实，他服用的降压药也是利尿剂，还听从某些西医误导"一天一定要喝8杯水"，他就从早到晚地喝水。如此一来，不仅尿道出血，而且在服了 4 颗降压药后血压高达 200mmHg 以上，并送过两次急诊抢救。听到这里，我就告诉他，晚上 9 点以后绝对不要喝水，渴死也不要喝。因为此时不是口渴，而是口干，属于津不上承，水分很难达到嘴里。我又给他画出一个时间图表，要喝水只能在这些时间里喝；还要随时观察小便，如果尿是无色，就不能喝水。老翁听了以后，谨遵医嘱，非常克制；哪怕喉咙着火，也忍住不喝水。就这样，奇迹在一个礼拜后发生了。他的降压药不需要吃 4 颗了，吃 1 颗就行了；又服用了一些中药，他的血压终于恢复了正常，也不再尿血了。看，水喝多了，喝错了时间，也会让我们患上急性疾病。

另一方面，喝水对心脏产生的作用是巨大的，心脏在水分代谢中占着重要的地位。如果突然大量饮水，心脏的负担就更重了，这也是为什么剧烈运动后大量饮水会导致一些人突然死亡的原因。民间讲法俗称"炸了肺"，其实是引起了突发性的心肌梗死。我的一个病人就是如此，此人平素颇为健壮，长跑、山地自行车、羽毛球，都很了得。一次，此人在早饭没吃的情况下打羽毛球数小时，运动完觉得口干舌燥，于是饮水一瓶，结果饮完倒地不起。大家喊来救护车拉他到医院，经过抢救捡回一命。在救护车上，他的血压已经降低到收缩压只剩 30mmHg，而舒张压已经量不出来了。这就是心脏在疲劳的情况下再大量饮水可能产生的风险。因此，如果心脏已经衰弱的病人饮水也要小心，大量饮水是给心脏增添负担，而不是保健的方法。饮水只饮我们需要的分量，才是天道。

虽然西医也肯定喝水太多会有很多副作用，甚至可以导致钠流失而致死，但认为这是个别极端的情况，普通人多缺水，无须担心过饮。Mayo Clinic（梅奥医学中心）西医专家不但认为"每日 8 杯水"只是民间不准确的说法，甚至推荐男性每天最好喝 13 杯水，女性每天最好喝 9 杯水，并没有明确给出计算过程。而我们知道，食物中的水也要算在内。水果、蔬菜中的水一般是 95% 左右，海鲜、淡水鱼类在 80% 左右，肉类在 70% 左右，连我们吃的谷物在分解之后都会产生 50% 左右的水。这还没有计算我们人体本身在新陈代谢的过程中也会产生一部分的水，比如脂肪、蛋白质在人体中分解产生的水，而这些水显而易见不会消失掉，而是被我们的身体重新循环利用了。经过我大约的计算，人体在自然正常的情况下，每天需要喝进去的纯水，只需要 1000 ～ 1500 毫升。剧烈运动后或是在炎热的天气，就需要多喝一些水，为 2000 ～ 2500 毫升。这么多水分，对沙漠中的居民也是足够的了。

那么，水是怎么代谢的？如果不了解水的代谢，哪怕是水这样一种最没有副作用的东西，在日常生活中如果饮用的方法和时间不对的话，身体也会受到很大的伤害。

首先，我们喝进去的水 95% 以上都是在胃里被吸收了。因为水分是小分子，所以吸收的速度很快。一般来说，喝一杯水，大约 10 分钟之后，就会全部进入到血液里去。水喝到胃里，进入毛细血管，然后，顺着肝静脉，流入肝脏里。这时，它属于静脉血液。流入肝脏后，会随着肝脏血液，回归到腹腔的主静脉里，然后再流入心脏。心脏会将这部分水分继续挤压，挤压到肺里。经过呼吸加氧，心脏再将水分抽回来。这时已经成了饱含氧气的动脉血，心脏再将水打出去，打到身体里去。这一过程，肺起了很大的作用。所以，在中医古籍里有"肺朝百脉"之说，所谓津液上呈于肺，水津四布。当水再从心脏里打出去后，就会输布到全身所有的小动脉里，顺着小动脉进入身体里的细胞，参加代谢。如果我们喝水喝得太多，动脉里的水就相对多。动脉里的血液还来不及进入微小的动脉和细胞里，但脑垂体却已经命令释放利尿剂，直接将它从尿里排泄出去了。这时，我们看到尿是没有颜色的，表明这些水分并没有真正参加身体的代谢，相当于做了无用功。水分的控制，靠的是脑垂体里一个小小的感应器。

它的作用相当强，可以让你身体里的水分很快代谢出去。如果感应器出了问题，也会释放大量的利尿剂，造成尿崩症。所以，如果喝太多的水，只是让你的心脏白忙一场。简单算起来，从水喝到胃里，进入肝脏，再进入心脏，再出来，到肺里，再到心脏，再打出去，我们的心脏作用了4次。这就是说，一杯水，从喝进去，到真正进入动脉循环的时候，心脏已经作用了相当于4杯水的量。

水从肾里被排出我们的体外，还有一个很复杂的过程。肾脏过滤是这样工作的：肾小球是一个过滤水分的器官，将水分、一些蛋白质和红细胞，全都从身体里过滤出去。同时，肾脏还有一个关键部分叫肾小管，是负责重新回收的。在这个过程中，80%的水分被肾小管重新吸收到静脉里。肾小管还负责回收蛋白质和红细胞。如果肾小管发炎，重新吸收的过程就会出现障碍，就会有蛋白尿或红细胞排出来。像肾盂肾炎、糖尿病，引起血液里出现蛋白质、红细胞，都跟肾小管有关。这样，只有20%的水分是从肾脏排出。简单计算，我们喝一杯水，要将它全部尿出去，心脏要来回作用20遍。也就是说，心脏要来回挤压20杯水的量。

如果大量地喝水，心脏其实是不堪负荷的。如果喝8杯水的话，心脏来回要挤压160杯，那是一件相对吃力的事情。我们看到一些例子，2005年美国加州某地有喝水比赛，当场两人喝水而死，其原因就是心脏不堪负荷。一下子喝掉了一升的水，按理说，也不算太多，但喝得太快，就导致了死亡。2005年，北京举办马拉松比赛，有两名北京大学的学生，跑完后当场死亡。原因就是参赛前他们喝了太多的水，这都是喝水错误的一些例子。

另外要确定的很重要的一点，是口干还是口渴？很多人说"我口很干"，所以要不停地喝水。其实很多时候，喝的水越多，口越干。中医所谓"津不上承"，是口干的一个主要原因。心脏衰弱，由心脏的主动脉打到口腔里的血液就不够多，唾液分泌量就会变少，口腔就会非常干燥。喝的水多了，心脏就需要耗费更多的能量而更疲劳，动脉上升的血就越少，唾液就越少，形成恶性循环。

喝水的量因人而异。看尿的颜色就可以知道饮水量是太多或太少。正常的尿，应该有一些代谢物在里面，尿的颜色应该是淡黄色的；如果是深黄色，则水喝得太少了；如果尿已经透明无色，则水一定喝得太多了。夏天和运动时要多喝点水，因为体能比较高，代谢得多一点、快一点，皮肤表面蒸发的水分也会多一点。但到了冬天，喝水就要少一点，这是因为我们的身体对水的需求降低了。老年人不需要喝这么多的水，因为老人的新陈代谢比较慢。儿童则不太一样，需要的水比我们想象的要多一些，儿童要经常喝水。青少年比成年人要喝水多一点。过了45岁，喝的水就没有那么多了。

还有几点需要注意：水怎么喝？如果是在平静的情况下，要顺从我们身体的生物钟。

第一，我反对早晨一起床就喝水。这是一个严重的错误。我们起床后的排泄物，已经可以将身体里的废物排除掉了，不需要你再用水去冲刷它。早晨一起床时，心脏的功率是非常小的，它还没有从休息的状况进入工作状态。我们人体有点像一架老式的蒸汽火车，需要一个预热的过程，大概要30分钟到1小时。在我们刚起床的时候，我们生命的各种指数都是脆弱的：血糖含量是一天里空腹时最高的时候，血压这时也是最高的，而心脏也是处于最脆弱的时间段。据统计，在早晨空腹状态下进行剧烈运动，人的猝死率是最高的。国外有报道说，90%运动中的心脏猝死，都是在晨练中发生的。早晨的空腹长跑并不是一种很好的运动，应该做轻缓的运动。我们的身体需要有一个渐渐预热的过程，不要在空腹的状况下锻炼。喝水也是一样。有人说早晨起来要喝两大杯白开水，这是错误的，水不会喝到大肠里去，并不能起到冲刷大肠的作用。早晨起来喝两杯淡盐水，或加柠檬汁、蜂蜜的白开水，都不符合健康之道。

第二，晚上过了 9 点之后，水的摄入量要减少，因为心脏要休息。哪怕只喝了一杯水，心脏都需要付出更大量的劳动，这对身体一点好处都没有。这杯水可以让你的睡眠质量下降，而且早上起来会发现有两个大眼袋。

喝水的时间，应该在早饭后到晚饭之前这段时间。从天道的角度来讲，在早晨 9 点之后到下午 5 点之前，这一段时间是喝水的最佳时间。在正午的时候，可以多喝一点水。在夏天的时候可以多喝一些水，运动后等心跳平静后再喝水——这些是饮水的天道。

二、糖——我们的敌人

在这里我特别要提醒读者注意，一种特殊的食品，同时也是一种甜蜜的敌人——糖。我这里指的是白糖，从甘蔗或甜菜中提取出来的双糖——蔗糖。糖广泛存在于食物中，糖不仅是所有哺乳动物的天然食物，甚至昆虫都是喜爱糖的。在日常生活中经常可以看到，蚂蚁大军为了一点糖汁历尽艰辛，冒着被人类毒杀的危险爬进我们的厨房。蜜蜂也是以糖为食物的昆虫。所有的动物，甚至是单细胞的动物，都是把有机物分解成糖后才能给身体提供能量，因为细胞的线粒体需要糖。但糖又是我们的敌人，因为我们的身体无法安全地利用纯糖，而糖又是那么的诱人，总是可以成功地利用它的甜蜜引诱我们犯错误，让我们深陷其中而不能自拔。成功的食品商人，无不是利用人类的这种心理缺陷制造了一系列的畅销食品。而当糖成功地成了餐桌上的食品后，人们就开始患上一系列的疾病，最终减少寿命。会减少寿命的当然是我们的敌人，而不良的食品商人就是帮凶。

把一种物质提纯似乎是人类工业化、现代化的一种标志。但把食物中的成分提纯后再食用却是一种愚蠢的做法，因为我们的身体还没有进化成实验室里的烧杯、试管、蒸馏器。我们的身体是来自于大自然的杰作，经过 30 亿年才进化成这个样子，进化速度非常缓慢，以保持生物的稳定性，这是大自然安全的选择。我们的身体不可能像现代工业那样进化得如此之快。对于食物来讲，我们的消化系统和一万年前没有什么区别，但食品商人却要给我们提供精纯的现代食品，我们的身体根本无法跟上这种人为的进步，于是给弄坏了。当代社会大量的肥胖、糖尿病、高血压、心脏病、肾衰竭的发生，多是吃工业化精加工食品的结果。据不完全统计，美国的食品工业给食物中最少添加了 3000 种的食品添加剂。其中，应用最广、危害最大的莫过于糖，我称其为"我们的敌人"。

糖是人类从植物中提纯出的第一种化合物，早在汉朝就有关于糖的提取技术的记载，在宋代已经比较普遍地被人们认识。但人类大量食用白糖却是近一百年的事情，原因无他，在工业化之前，糖的提取还是成本高昂的一项技术，糖在大多数情况下还是被作为药物来使用的，买卖糖的地方是药店而不是超市。即使少量的食用也仅限于少数人群。

糖进入我们身体的过程和淀粉是完全不同的，其最大的不同点就是糖根本不需要消化，可以直接进入我们的身体，甚至当糖还在我们口腔的时候，就可以通过黏膜渗透进入血液系统。100 克纯糖，从吃到口腔算起，到进入血液系统变成血糖为止，需要的时间不超过 5 分钟。因为它已经是小分子了，可以直接渗透通过而不需要任何的帮助，在纯糖面前，我们人类的消化系统相当于摆设。

消化淀粉就完全不同了。食物需要在口腔被咀嚼，混合唾液后通过食道咽入胃里，再经过胃酸的作用，在胃的搅拌下变为糜状，再通过幽门进入小肠。这时候胰脏分泌出大量的胰淀粉酶，同时加上肠的淀粉酶将淀粉逐渐消化成糖，才开始逐渐通过小肠的吸收进入血液系统。这是个漫长的过程，不同的植物淀粉变成糖进入血液的时间也是不同的。同样的 100 克淀粉，最快的也需要 40 分钟，较慢的甚至需要 4 个小时。

同样的，当100克糖分或100克淀粉变成糖进入血液系统，胰脏都需要分泌同等分量的胰岛素来使这些血糖被人体利用，使血糖浓度保持稳定。其不同点在速度，一个是5分钟，一个是40分钟至4小时。如果把人体的胰脏比喻成一台发动机，那么我们吃纯糖的时候需要的效率是吃淀粉时的8～48倍。可惜的是，我们的胰脏不能像电脑CPU（中央处理器）那样，从286进化到386，再到486，只需要短短数年。事实上，我们的胰脏在过去一万年间进化的速率不超过1%。

当人体的胰脏在以它平均速率的8～48倍分泌胰岛素的时候，胰脏的衰退甚至崩溃就是时间的问题了。不仅是衰退和崩溃这么简单，胰岛素的代谢关联着几乎人体所有的荷尔蒙。当胰岛素分泌量不正常的时候，我们人体就会产生一系列的问题。当糖代谢出问题的时候，人体的脂肪、胆固醇、甘油三酯的代谢也会同时出现困难。这就是为什么人类社会在现代化的过程中开始出现大量的肥胖、糖尿病、"三高"、心血管病、脑中风、肾衰竭等一系列疾病的原因。所以，我说糖是我们的敌人。

我的一个病人讲述了自己关于糖的故事。这位病人是个台湾人，大约在15年前怀着美国梦移民到美国，来之前身体非常健康，刚来美国就习惯上了美式早餐，而且是最不健康的那种。每天早上，他要吃4个含大量糖的甜甜圈，喝两杯加糖浓缩咖啡。大量的糖和咖啡因促使他的身体产生了高浓度胰岛素，阻止了全部脂肪的燃烧。仅仅过了3个月，"奇迹"就发生了，他的体重暴增了60磅，而且感到身体极度的不适。对身体极不敏感的他，也知道出了大问题。到医院做体检时，当天就被留下，进行医疗性抢救式减肥，因为胆固醇高得可怕，达1300多。减肥方法也很简单，就是不给吃任何东西。他在病床上躺了一个月，全靠输液，体重掉了30磅。原以为身体可以恢复正常，没想到这只是噩梦的开始。接下来的一年里，他的胆固醇不仅降不下来，血压也逐渐升高。3年后，他患上了严重的心脏病，冠状动脉弥漫性堵塞，不得不开了一次刀。他服食大剂量的立普妥，胆固醇也只能降低到 500 多，但肝脏开始受损，转氨酶开始升高。如此往复，14 年过去了，虽然还活着，但看得出来，他活得很辛苦。为了降低胆固醇，他甚至听从医生的建议，整整吃了 4 年的素，但事与愿违，胆固醇并未降低，心脏病、高血压也没有任何好转。当他来到我诊所的时候，确实病得相当严重。我试着用天道饮食法教他如何吃正确的食物而不是全部吃素，又通过针灸调整他的内分泌，再加上小剂量立普妥的配合，他的胆固醇终于降到了一个合理的位置，150 左右。由于病得太久，对于他的高血压、心脏病，我只能表示无能为力。

从这个极端的例子我们可以看出来，糖可以给人们造成的伤害有多大。可悲的是，美国的 FDA（食品药品监督管理局）虽然对很多药物甚至是草药做了毒理试验，但对每日常吃的白糖却从未做过毒理试验，以至于在美国，白糖的添加量可以是任意比例，充塞市场的食品被食品商人添加了大比率的白糖。美国是世界上白糖消费最大的市场，人均消费白糖是日本的 7 倍，美国的肥胖比例已达到惊人的 60% 左右。从里根开始，美国的每一任总统都会公开宣称要重视和解决肥胖问题，但似乎他们对美国人的白糖消费量无所作为。其实，做一个白糖的毒理试验并不难，只要给小白鼠喂食大量的白糖一段时间，我们就可以看清这个社会忽略的事实，那就是白糖的毒性要比很多药物大得多，可以引起一系列的疾病，从糖尿病到心脏病、肾衰竭等最严重的疾病。如果白糖是一个药物的话，以 FDA 目前的标准甚至都不会容许白糖在市面上销售，但我们却不得不天天吃大量高含糖量的食物，这是商业社会的悲哀。

三、淀粉——慢碳生活更养生

现在很多人吃的淀粉是精制淀粉，例如蛋糕、饼干里的淀粉。这种淀粉经过深度加工、提纯、精磨，吃起来可口，已经几乎和糖一样。淀粉转化成糖需要时间，因为淀粉是链条状分布的，根据结构的不同，可以分为直链淀粉和支链淀粉。被过度细加工后的淀粉，由于物理方法使链条变得太碎，大大加快了人体吸收的速度，给胰脏带来很大的压力。食物的巨大变化是文明病生成的原因。像精制面粉、精制糯米，血糖过高、患有糖尿病和肥胖症的人不宜多吃。

最健康的淀粉是直链淀粉，在身体里分解时会消耗更长的时间，是一个逐渐释放、缓和的过程，身体会更适应。什么样的食物含直链淀粉比较多呢？比如，荞麦、燕麦、绿豆、糙米，基本上全谷要比加工过的淀粉要好。

四、脂肪——不吃属于矫枉过正

很多人认为，动物性脂肪最好不要吃。这一错误信息来自于20年前西方的营养学报告，最近已经被更正。但是，绝大多数人还认为脂肪是不能碰的，喝牛奶都要喝不含脂肪的牛奶。这是错误的观念。

脂肪不仅可以帮助平衡消化系统的代谢过程，还可帮助身体脂肪分布。如果完全不吃脂肪，身体反而比较容易变胖，因为身体会产生缺少脂肪的恐惧症，从而努力把糖转化为脂肪，储存在皮下、大肠膜里，甚至是肝脏上面。所以，脂肪需要适度地吃，尤其是动物性脂肪。不过，我不建议吃大量的脂肪，尤其不能和糖、咖啡同时吃。否则，脂肪在身体里经过一系列的化学变化，会直接危害血管，形成高胆固醇、高血脂、脂肪肝的诱因。动物性脂肪还有很多其他的作用，如对皮肤和头发质量的保养，甚至可以减少皮肤上黑斑的生成。只吃素的人，或只食用植物油的人，在30岁以后，脸上容易长出色斑，尤其是亚洲人。

五、水果——终归是人类的副食

很多人都认为，水果是食物里最好的，吃得越多越有利，不管是老人还是小孩，都是多多益善。坊间也流传许多水果健康法：比如每天早晨喝一点柠檬汁加蜂蜜；比如把数种水果（如苹果、梨、香蕉、草莓）打成汁一起喝；还有一些用来清除血液中、尿中毒素的特殊配方。在美国 20 世纪 60～70 年代，有一个比勒医生，提倡大家要吃水果，水果有很大的治疗作用，后来在美国蔚为风行，产生了很多用水果治疗疾病的方法和流派。比勒医生的建议本来没有问题，问题是后来发展得非常极端。在美国可以买到大型的榨果汁机，每次可以榨几加仑的果汁。有些人用水果汁代替早餐，有些人一日三餐都是用水果代替，有的人在一个疗程里十天半个月用水果代替一切饮食，美其名曰解毒——认为这样可以延缓衰老，可以解血中的毒，可以防治癌症。

正如我前面所说的那样，水果的副作用在所有的食物中还是比较大的。水果从中医的属性来说是生冷之品。对于脾胃虚寒的人，对于儿童和老人其实都不宜。食品的营养是第一位的，我们的身体能不能吸收是第二位的。重点是，如果身体处在一个不利于吸收的状况，就算有最好的营养也无济于事。比如，在你非常虚弱的情况下，哪怕面前堆着金山银山，也没法将那些金银运回家里去。

下面我讲几个小故事，说一说水果的副作用，他们都曾是我的病人。大约六年前，看过一个让我留下了深刻印象的病人。这位病人在中国生活时是一个足球运动员，后来定居美国。他称自己的体重在一年内急速下降了 40 磅。他的体重下降，并不是肥肉减了，而是肌肉减了。他本是一个 170 多磅，体力很好的运动员，甚至有个外号"驴驴"。他一般在足球场上连续奔跑四五个小时都不感到疲劳。但这半年以来，体重急剧下降，已经无法胜任这种运动，只要踢半个小时，就已经累得上气不接下气。他检查了身体，验了血，也没有找到任何原因，于是登门求医。我问过他所有情况之后，了解到他的饮食有个大问题。原来这个肉食主义者刚来美国时，听美国的朋友讲吃肉太多的话，血液里会增加多余的胆固醇，血管会容易硬化，建议他每天喝一杯柠檬汁，将血管里的胆固醇融化掉。这个年轻人就照办了，并且非常听话，每天早晨一起床，第一件事就是喝一杯柠檬汁，罐装柠檬汁整箱整箱地买。喝了半年后，"奇迹"发生了，他的体重急剧下降，大便呈柏油状，这是肠胃出血的症状。中医认为，柠檬汁非常寒凉，是活血破气之品，使气血大亏，可以破坏胃黏膜，经常喝的话就会造成胃部的慢性出血。这种黑色的、柏油状便是远血（先便后血），应该是在胃和十二指肠位置的慢性出血。

我告诫他，立刻停止喝柠檬汁，然后开了一些止血的药物。两周之后，他的血便基本上消失了。但从此以后，他的运动生涯基本上就结束了。因为这失去的40磅肌肉要想长回来，可不像减去时那么容易。他的体质受到了严重的侵害。来求医的时候，这位病人嘴唇鲜红如丹涂，有点像一氧化碳中毒后的样子，表明他的血液在柠檬汁的侵蚀下已经变得非常稀薄。这个故事告诉我们，哪怕是不起眼的柠檬汁，若不懂得如何食用，也可以完全破坏我们的身体。柠檬当然也有很多好处，可以美容，可以祛除脸上的黑斑。在中医看来，柠檬汁一般要加热后或添加蜂蜜以去其烈性方能食用，大量饮用对身体往往是有害的。

再讲另一个关于水果的故事。有一个病人，两年前来到我的诊所，来时极为虚弱，我的诊所在二楼，她连上这几节楼梯都不能胜任。她肤色苍白，说话有气无力，吐出来的痰呈墨绿色、尘埃状，是一种罕见的细菌性肺炎。她这种慢性肺炎无法根治，感染了4个月之久，用大量抗生素到了极限的程度，也毫无效果。搭她的脉搏，测到每分钟125下，表明病人的身体虚弱至极。从整个现象来看，如果不及时有效治疗，这个病人的寿命大概只有半年。其实她还相当年轻，只有48岁左右。经过仔细询问后我发现，她的病是由于饮食不当引起的。这位女士由于非常爱美，听说有些模特长年都以苹果为食，所以决定以苹果代替三餐来减肥。就这样，在长达 3 个月的时间里，她一天三顿都只吃苹果，很少吃其他的正食，更不要说脂肪了。在这种吃法下，她第二个月就得了肺炎。我给她分析了利弊，告诫她立刻恢复正常的饮食。考虑到她身体虚寒的程度，建议她每天早晨吃 1/3 磅的羊肉。经过两个月的治疗，这个病人终于战胜了慢性细菌性肺炎，她的心跳也恢复到了每分钟 90 次左右。我告诫她，这种减肥方法得不偿失，甚至是可以致命的。

在人类的饮食历史上，在原始状态下，很多民族是属于食肉的部落，有些民族是属于素食的部落，有些民族以鱼类为主要食物，但从来没有任何民族是以水果为主食的。没有任何民族可以靠水果来延续繁衍的。水果虽然有益，但它是一种辅助性的食物，不可以将其当作正餐来吃，哪怕只是几餐。

六、咖啡——心脏病的诱因，减肥的克星

很多咖啡商宣传，喝咖啡有减低癌症的发病率、减少老年痴呆症等诸多好处。其实，咖啡虽然可以提神醒脑，但是有剧烈的副作用。据统计报告，在多喝咖啡的国家，心脏病的发病率是不喝或少喝咖啡国家的 3 倍以上。美国是一个咖啡大国，人均每天喝两杯咖啡，很多人早上以咖啡作为一天的开始。美国有将近 1/3 的人死于心脏病。而在不喝或少喝咖啡的国家，比如中国，死于心脏病的人只有 9%。多喝咖啡不仅会造成心脏压力，加速动脉硬化，还可直接阻止脂肪燃烧。想减肥的人，最好不要喝咖啡；想保持身体苗条，就要少喝咖啡。美国人正是因为糖吃得多，咖啡也喝得多，才会造成身宽体胖，导致很多人死于心脏病。心脏病和肥胖症是美国两个最大的社会通病。解决之道的不二法门，就是要戒除这些引诱我们的食物——咖啡和糖。

七、生食——开倒车的饮食

我们人类用火来烹饪食物，已经有 30 万年的历史了，身体已经完全适应火烹饪过的食物。食物加热之后和它在生冷状态下呈现出完全不同的性质，对吸收有很大的帮助。生的食物往往含有毒素、寄生虫和微生物，经过烹饪则能去除。当然，在加热的过程中，如果处理不当也会产生有毒的物质。但权衡利弊，加热食物、烹饪还是有很大好处的。

有人说，所有的动物都是生食主义者，我们人类为什么要吃熟的食物呢？在美国，有一批崇尚自然的人，推崇一种非常激进的生食疗法（Raw Food）。一次，在一家温泉度假中心，我遇到一个白人，他确实有点超重，和他攀谈后得知，他正在进行一种生食加断食的减肥疗程。此前在泰国，他已经进行了一个为期半个月的生食疗法。这种疗法现在很流行，说起来其实很简单，就是所有的食物，从水果、蔬菜、谷类，到肉类、鱼类，一日三餐全部生吃就是了。他们认为这样能够将身体内的所有毒素都排除干净，并且生的食物中有更多的酶，而食物煮熟后，这种酶已经被破坏掉了。所以，生食不仅有更多的营养，而且可以延长寿命、延缓衰老、治疗多种慢性病，并达到减肥、美容的效果。

为了检测一下生食疗法是否真的给他带来了健康，我给他搭了搭脉，两脉细沉，尺脉极沉。我就知道他的肾脏有疾病。果不出所料，这位仁兄在泰国的生食疗法期间就得了急性肾炎，当地的医生打发他回美国治疗。这位仁兄回到美国后，经过 3 个月的治疗和休息，肾炎终于好了。他问我，他的肾炎和生食有关系吗？我回答说，当然有关系。完全吃生的食物，食物中有许多毒素无法完全分解掉。举例而言，比如黄豆就含有毒素。他回答说，只吃一种叫 Chicken Beans 的豆子，这种豆子被证明是没有毒素的，其他豆子都不吃。我只能告诉他，所有的豆类都有一定的毒素，因为它们都是靠根部的固氮菌来吸取空气中更多的氮气，正是这种特殊的结构使豆类都含有一种特殊的毒素，必须通过高温才能将毒素破坏掉。这也是为什么黄豆在中国要被做成豆腐来吃的原因。即使如此，李时珍依然在他的《本草纲目》中写道："豆腐不能多食，多食久之中豆毒，使人浑身酸痛。"而Chicken Beans 这种来自于印度的豆子，它的毒素只是相对小一点而已。我又问他："你们吃生的包心菜吗？"他回答得很干脆："我们吃各种包心菜，绿的、紫的都有，生的包心菜可以抗癌。"我告诉他，生的包心菜含有一种类似于氰化物的毒素，这就是为什么包心菜不太需要农药的原因，而这种氰化物只要通过轻微的烹饪就可以分解掉。去年三藩市的一个华人妇女，就是因为治疗糖尿病心切，连续大量生食包心菜而毙命的。就这样，我耐心地讲了一个下午，但这位生食主义者并不能理解我的好意，居然说，他还打算在这个温泉疗养中心进行另一个更激烈的生食疗法，疗程长达 15 天，前 10 天是生食，后 5 天是完全的断食疗法。我听了以后也只能在心中默默祝他好运了。

很多疾病都和饮食有关。食物中的刚烈性质，犹如水火猛兽，是人们所不知道的。

中国历史上有许多养生的流派，有炼丹的，称为丹家；有练气功的，称为内丹家；有修房中术的，称为房中家。养生学派中最大的一家，就是服食家。服食家靠吃一些特殊的食物而达到养生的目的。服食家中，许多人求的是长生不老，这当然只是人类的一种美好愿望。但服食家对人类有很多贡献，对中医来说，服食家其实相当于对食物的性质进行人体试验的一批志愿者，经过几千年的人体试验，服食家已将所有食物的性质、寒凉、好坏、毒性、归经、入脏，基本上都探索了一遍。其中，有很多服食家由于错误地服食而丧命。当然，服食家也发现了很多好的、有用的食物和草药，发明了许多特殊的食物，比如豆腐。服食家中，有很多人也会吃生的食物，有的人"辟谷"，即什么东西也不吃，跑到深山老林里去断食。从历史的记载来看，他们一般都没有好的结果，往往短命。其实，服食家在1000多年前就已经研究生食主义了，生食主义并不是什么新鲜玩意。随着时间的推移，当年服食家的生食主义被人们忘记了，但新的生食主义又被捡了起来，并且从西方传到了中国。这似乎有点后现代主义色彩。

饮食符合天道，这才是真正的饮食法则。太过与不及，都是错的，都会损害健康。中庸之道在其他地方可能是错的，但最适合用在饮食这档子事儿上。生食违反消化的基本常识，因为我们人类的消化酶需要在一个特定的温度中才能起作用。人体中温度最高的地方在十二指肠，达到37.5℃。人体里的消化酶不管是来自胰脏还是来自小肠，对温度的要求都非常苛刻，温度下降半度就会产生不良的效果。但这个温度如何保证呢？它既不能高也不能低，就要靠我们的胃和小肠中动脉血的加温来保持。如果吃大量的生食，小肠温度就会下降。动物已经习惯了吃凉的食物，它们肠胃中的血液循环比我们人类的更充分。但我们不是原始动物，人类的血液循环在大脑里更发达。如果我们长时间吃生冷的食物，小肠和胃的温度将比较难以保持。如果你的肠胃产生大量的气体，就证明温度已经太低，无法充分消化食物了。

生凉的食物吃多了也会引起便秘。很多人认为，如果出现便秘，多吃一些水果、蔬菜就会好一些。我在临床中发现，如果吃大量的水果和生冷的食物时，发生便秘的情况会更严重。人体寒热要均衡，供血要充足。长期吃寒凉的食物，就会造成胃肠道血液循环障碍，不仅产生大量的气体，大肠也会因为血液循环不良而没有办法蠕动。这并不是说大便很干燥，中医不称其为便秘，有一个特有名词叫"大肠痹"。在这种情形下，排便很缓慢，有时候会达到"里急后重"的程度，就是有了便意，但拉不出来，过了一会儿又有便意了。

八、素食——不平衡的饮食

很多人认为，吃素才是健康之道，是最正确的饮食方法。我不反对吃素，但是吃素从营养学上讲是不平衡的，最主要体现在两个方面：第一，吃素者的气血相对虚弱，耐力少；第二，吃全素的人，身体里很多营养成分不容易吸收到。比如说维生素 A，一些身体需要的荷尔蒙的原料、胆固醇都来源于动物性食物，吃全素就无法提供这些养分，身体就不会健康。

临床上，我见过很多纯素食者把身体吃坏了的例子，比较严重的有视神经萎缩，几近失明，还有肾衰竭透析的，这是因为营养摄取不足引起的。比较轻微的也会出现肠胃功能方面的紊乱，如严重的便秘。对于这种便秘，如果用一般的泻药则会越用越糟，越吃高纤维食物则情况越糟。只有恢复正常的饮食，再温阳通气，才可以好转。我见到的几个胆固醇高达一千以上的都是纯素食主义者。这主要是因为纯素食时人体基本上不能从食物中得到胆固醇，相对来说，就是一种胆固醇缺乏症，肝脏就要自造胆固醇，不但质量不好，反而变成胆固醇严重超高。

九、宵夜——暗藏的致命杀手

宵夜是中国人特别是南方人的一种久远的传统，越是富裕的地方，越是有吃宵夜的习惯。比如，广东人有夜生活的习惯，麻将、卡拉 OK、上网聊天，到了晚上 12 点左右，再吃点甜点之类的食品。可是人们并不知道，小小的宵夜，看上去好像是甜蜜生活的一种标志，其实是一个暗藏的健康杀手。为什么呢？这种吃法违背了我们饮食代谢的天道循环。最容易引起的病，就是脂肪肝。脂肪肝基本上是其他疾病的一种先兆，西医认为不需要治疗，也没有什么可以治疗的方法。患了脂肪肝之后，很容易患上一系列其他的疾病，第一个就是糖尿病，也可以引起高血压。这个杀手是：脂肪肝直接可以转化成肝硬化。肝硬化可以直接导致死亡，也可以转化成肝癌，只是发病过程非常缓慢。

首先，我们要了解肝脏在身体里的作用是什么。肝脏在西医解剖学里有许多重要的功能。它对于糖分的储存和代谢有很大的作用。肝脏在《黄帝内经》里称为"血海"。睡觉的时候，血液会流到肝脏里去，对人体来说是很大的调整。在清醒时和睡眠时，身体所需要的动脉血量是完全不同的，这种血量的差别会大致到10：3这样一个比例，如果调整不好，就会引起全身血液循环和代谢方面的毛病。如果在晚上11点、12点或凌晨1点吃东西后再睡觉，此时肠胃还在继续工作，身体就没有真正达到休息的状态。从营养学的角度来说，吸收的营养、糖分会到哪里去呢？它并未燃烧掉，而是储存在肝脏里。经现代医学检测，睡眠的时候，身体内全部血量的40%左右是停留在肝脏里的。肝脏基本上属于静脉血，其循环是非常缓慢的。脂肪、能量物质，其代谢沉淀在肝脏里，对身体有百害而无一利，因为这是多余的能量，会转化成脂肪。

此外，肝脏另一个更重要的功能是调整身体血液循环的潮汐、潮起和潮落。这是中医的独特认识，西医还没有真正涉及这一方面。当脂肪储藏在肝脏里，形成一颗一颗的结节，这就是所谓的脂肪肝。这些结节会使肝脏的血液循环变得更加缓慢。如果肝脏的血液循环变得缓慢之后，直接的后果是什么呢？就是所有消化的血液，即进入小肠、十二指肠、胃里的血液，在进入肝脏之后，都会变得缓慢，肝门静脉的压力就会逐渐增加。这样一来：第一，你的消化会变缓慢；第二，你的营养代谢出现障碍；第三，无形中给胃、小肠、胰脏、十二指肠增加了更多量的静脉血的潴留。这种静脉血的潴留，对我们的人体有很大的压力，直接造成身体的很多疾病。

按照中医理论，早晨是寅时，也就是3点到5点的时候，属于胆经所主，此为胆经里的阳气上升阶段。这时候，肝脏里的糖原，应该分解成血糖，进入血液里。如果有脂肪肝，不管是糖原的转变还是释放，都会产生障碍。这种障碍会引起两种效果：一是糖尿病，二是高血压。因为肝脏的血液循环变得缓慢了，心脏就需要更大的压力来将这些血液抽上来。静脉血的流动，其动力还是要靠心脏。如果压力太大，就可造成"阻碍性高血压"。这也是我多年来在临床治疗中，总是对高血压和心脏病同时施治的原因，它们是双生的。脂肪肝就是你身体里的定时炸弹，什么时候爆炸要看你的运气。有的人会晚一点爆发，有的人会早一些爆发，直接引发糖尿病和高血压。

有一对来自台湾的三十出头的小夫妻来求诊。他们抱怨说经常容易感到疲倦，肚子也逐渐肥胖起来，眼睛也近视得非常快。一般人过了 25 岁，眼睛就硬化了，不会进一步近视，但这两位年轻人却从 25 岁时的 500 多度，近视到三十出头时的 1000 多度。我给他们诊了脉，关脉独沉，其他脉是滑脉。这样的现象，说明肝脏的血液循环非常不好。从面色暗红发瘀、眼睛布血丝、舌苔厚腻等情况看，基本上可以判断，两人可能都有脂肪肝。我询问他们是否做过这项检查，果然不出我所料，这对小夫妻都是中度脂肪肝。问起原因来，很清楚，这是吃宵夜引起的。两人都毕业于台湾某大学中文系，属于文学青年，最喜欢在夜阑人静的时候读书写作。由于受到南方饮食习惯的影响，比较喜欢在凌晨 2 点到 3 点之间吃宵夜，这已经非常晚了。在中医看来，这是有害寿命的一种习惯，已经使得小两口年纪轻轻就双双得了脂肪肝。

脂肪肝的治疗并不简单。我劝告他们，第一，要调整饮食；第二，要制订一套完整的治疗计划；第三，要有特殊的锻炼方法。经过半年左右，才能将这个顽疾克服掉，至少可以延寿 15 ～ 20 年。否则，过了 40 岁，就属于带病延年之状，糖尿病、心脏病就很容易找上身了。这对夫妻听了我的诊断很惊骇，没想到脉诊能诊断出这样的疾病，连他们的生活习惯也都能看出来。这对小夫妻因为年轻，心性不定，觉得半年时间太过漫长，所以经过几次治疗后便没有坚持下去。其实，脂肪肝是可以治好的，但西医却错误地认为，脂肪肝是无法治愈的，是一种退化性病变。人体在土崩瓦解之前，很多东西都是可逆的，人体有着极强的自我修复能力，没有那么绝对。

我有一个脂肪肝病人被治好的例子。这位病人以前在英国读书的时候，工作非常辛苦，要打两份工，还要学习到深夜，所以养成了晚上吃东西的习惯。后来，他患上了严重的糖尿病和脂肪肝。当然，在他患上糖尿病之前，脂肪肝已经存在很久了。很多时候脂肪肝是糖尿病的先兆，得了脂肪肝说明你的糖代谢、脂肪代谢已经出现了问题，久而久之，再加上对血液循环的阻碍作用，就可能转变成糖尿病。这位病人来诊时体重210多磅，还有轻微的高血压，我就耐心地给他治疗。他知道糖尿病对生命的威胁非常大，所以很有决心治愈。经过4个月的治疗，他的体重减轻了50磅，糖尿病治好了，血压也恢复了正常。

我告诉他，这一套饮食习惯一定要坚持下去，矫枉还须过正。像他这样的体型，每天睡觉前要有点饥饿感，是可以克服脂肪肝的一个良方。我还教了他一套简单的气功，也就是一种特殊的呼吸方法，鼓荡腹部重新疏通肝脏的血液。这是中医的"医家功"，完全没有什么神通、法力、武功，只是强身健体。经过一段时间的治疗，他再去检查时，脂肪肝已经由中度减轻到极微弱的轻度。又过了一年半再去检查时，脂肪肝已经化于无形。这时病人的身体非常好，体力充沛，不像以前哪怕是上二楼、三楼，都要思考思考，跑个100米都要气喘吁吁，体重也完全恢复正常，血压、血糖都非常好。

这里还有一个趣闻。保险公司的健康检查报告在所有机构里是最严格的，因为这跟保险业的生意有关。保险公司将每个人的健康状态分成16个等级，每个级别的保费和预期寿命都是互相关联的。这个病人在6年前曾买过纽约人寿的保险，当时他的血糖、血压和体重都有问题，健康检查的结果属于第6级，人寿保险就相当贵。经过一年的治疗全部治愈，这时人寿保险公司又给他做了体检，他的健康级别直接升到了第 1 级，叫 Selected Perfect（完美健康级）。纽约人寿因此向这个病人退回一笔保费。据这位病人透露，他获退的保费比来诊所治疗的费用要多一些。这令我十分欣慰。我以自己的医术，不仅帮病人恢复了健康，还帮他省了一笔钱。

天道与饮食小结

饮食的总规律有两条：一是"升降出入当顺之"，胃满则肠空，胃空则肠满，一入便有一出；二是"寒热温凉当逆之"。

综上所述，我的"饮食合德"所倡导的，就是"药补不如食补，食补不如天补"。天补，就是守饮食之天道。

想要活出健康、美丽、苗条，让衰老来得越晚越好，就要先满足身体的一系列时刻表及生物工作程序。如果你能很好地克制和管理，理性地生活在上述的正常运作时刻表里，必将得到丰厚的回报——健康。中国人在 2000 多年前就发现了这个道理，并有文为证。让我们来共同缅怀古人的智慧。

《素问·上古天真论》："昔在黄帝，生而神灵，弱而能言，幼而徇齐，长而敦敏，成而登天。乃问于天师曰：余闻上古之人，春秋皆度百岁，而动作不衰；今时之人，年半百而动作皆衰者，时世异耶，人将失之耶。岐伯对曰：上古之人，其知道者，法于阴阳，和于术数，食饮有节，起居有常，不妄作劳，故能形与神俱，而尽终其天年，度百岁乃去。今时之人不然也，以酒为浆，以妄为常，醉以入房，以欲竭其精，以耗散其真，不知持满，不时御神，务快其心，逆于生乐，起居无节，故半百而衰也。"

第四章
天道与养生

　　生老病死，成住坏空，新陈代谢，是自然界的基本规律，所谓"道"也。医学正是研究从生到死的这个过程，掌握了人体是怎么衰老的法则，就提供了顺应这个法则的条件，推迟衰老的进程，从而推迟病这个进程，也就推迟了死的终结。忤逆它，则会迅速地老，迅速地病，迅速地接近了死这个终结。

第一节　人体的潮汐

　　如果用《洛书》数来表示一天中人体气血的变化规律的话，则如图 4-1 所示。其中，偶数指人体阴气的变化规律，奇数指人体阳气的变化规律。同时，偶数是指人体机能抑制作用的变化规律，奇数是指人体机能兴奋作用的变化规律。也可以是：偶数指人体血液循环的变化规律，奇数指人体植物神经兴奋度的变化规律。

　　综合解释就是，夜间 3：00 是人体阴气最盛之时，此时人体的静脉血含量最多，动脉血含量最少。而下午 3：00 时，则是阴气最少之时，此时人体的静脉血最少，而动脉血最多。白天 12：00 时，是阳气最盛之时，此时人体的植物神经最兴奋。夜间 12：00 时，则是人体阳气最弱之时，此时人体的植物神经最不兴奋。总的规律就是这样的。

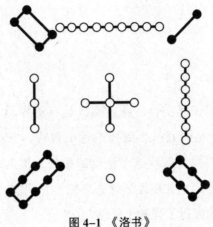

图 4-1 《洛书》

在凌晨 3:00 时，储藏在人体肝脏中的静脉血开始缓缓流出，缓缓注入心脏之中，使心脏渐渐活跃起来。当时间过了清晨 5:00，人体血液循环中的动脉血增加到了一个新的比例，此时人随着天光渐亮也渐渐苏醒过来。随着动脉血的逐渐增加，静脉血的逐渐减少，人体渐渐兴奋起来，准备迎接一天中的工作、学习和娱乐。

在清晨 5:00 ～ 7:00 时，肝脏中的血液开始大量被释放出来，随着肝血的释放，储存在肝脏中的肝糖原也被大量释放出来。此时是一天中空腹血糖最高之时，如果高于 120mg/dL，您就属于高血糖范围人群了，也就是糖尿病。如果血糖在 110 ～ 120mg/dL 之间，属于前期糖尿病。如果血糖在 80 ～ 90mg/dL 之间，那么恭喜您属于优秀者。

不仅如此，在清晨 5:00 ～ 7:00 时，心脏还处于一种半抑制状态，并未完全兴奋起来，又加上大量的静脉血（肝血）转入了动脉，此时人体的血压也是静止时最高的，所以最佳的测量血压时间也是在此时，即起床后的空腹阶段。如果血压此时超过 140/90mmHg，那么您就很可能是高血压患者了。全世界血压的标准是按照欧洲白人成年男性的普查结果确立的。这个血压的标准与我们东亚人种的血压标准是有差异的。如果东亚人的血压比欧洲人（80 ～ 120mmHg 的标准）

低 10～15mmHg 应属于正常范畴。在我的临床经验里，东亚人尤其是妇女的血压，很多都是在 100/60mmHg 或者 110/70mmHg 左右，甚至有更低的，如 90/50mmHg 左右，这都属于正常的范畴。如果没有体征都不算低血压。所以，如果我们的血压超过了 140/90mmHg，往往比西方人对身体的破坏要大一些。

正是因为在这一阶段，心脏还处于半抑制半兴奋状态，同时又是人体静止状态血糖、血压最高之时，是人体相对脆弱的关键时间，所以这个时候有几件事并不适合做。

（1）剧烈运动（尤其是空腹状态下）。据统计报告显示，90%的剧烈运动中猝死的人群都是死于清晨的时间段里。

（2）大量饮水。早晨空腹饮水并未如想象中的清洗了肠胃及血液，反而加重了心脏的负担。早上的口渴，中医术语叫"津不上承"，正是由于心阳不振引起的。仔细注意就会发现，越是饮水，第二天早上越口渴。

（3）性生活。早晨的性冲动，仅仅可能是因为膀胱中大量的尿液对性神经系统的压迫而引起的一种错觉。所谓晨勃，当尿完之后，就马上消退了。另外，性生活是主疏泄的，早上不宜疏泄阳气。

（4）糖。清晨不适宜吃糖，因为此时血糖已是最高，说明脾的力量还很弱，如果不想得糖尿病的话，尽量少吃糖。

在 7:00 之后，大量的血液开始涌入胃循环中，胃酸开始产生，此时是人类进食的最佳时间。在食物的帮助下，人体的阳气开始勃勃上升了。7:00～9:00 间，动脉血迅速增加，上午 9:00 后进入了一个动脉血与静脉血比例上"质"的变化阶段。9:00 后，人体的机体兴奋性进入了旺盛的阶段。从上午 9:00 后到傍晚 7:00 间，人体都适合做剧烈的运动，是从事繁重劳动及学习的最有效率的时间。

中午 12:00 时，人体达到了最兴奋的状态，此时心脏跳动最为有力，心肌中充满了带着大量氧气的新鲜血液，此时也是人最易快乐、最兴奋的时间。过了下午 1:00 以后，机体以及心脏就过了一日中最兴奋的状态，但此时的动脉血并未开始减少。到了下午 3:00 时，动脉中血液方达到最多状态，相对地，此时静脉血处于最少状态。下午 3:00 以后，血液渐渐回流入静脉，动脉血开始减少，此时人往往会开始突然有些困倦。午后机体的兴奋渐渐减低，这是正常的生理反应。

过了晚 7:00 以后，人体的动脉血与静脉血的比例开始发生质的变化，渐渐地开始困倦欲寐了。到了夜间 9:00 以后，人体兴奋性快速下降，此时是该上床睡觉的时候了。过了夜间 9:00 以后（应当躺卧休息时），血液开始迅速流入肝脏，储存了起来。静脉血快速增加，动脉血急速减少，人体进入了抑制状态。正常的人进入了梦乡，不正常的人正在失眠，这说明血液回流肝脏出现了障碍。

子夜 12:00 时，人体的兴奋性降到了最低点，心脏的跳动也降到了最舒缓的频率。但过了凌晨 1:00 以后，心脏就又开始微微地兴奋起来，失眠者此时可能会突然醒来——这说明心脏的兴奋性太高（中医术语"心火亢盛"）。到了凌晨 3:00 时，此时人体的血液有将近 40% 会被储存在肝脏，进行解毒等工作。这是人体中静脉血含量最多之时，相对地，动脉血则最少。气血的循环又完成了一圈，人类完美的一天就这样结束了。

人体主要通过血液循环中的这种一阴一阳、一动一静、一升一降来完成着一种潮汐关系，正是通过这种潮汐的涨落来顺应着天道（图 4-2）。这样的潮汐一共有四种，由大到小分别是：

一天：白天潮涨

　　　　夜间潮落　　　　　　　顺应地球的变化

一月：望月潮涨

　　　　朔月潮落　　　　　　　顺应月球的变化

一年：春夏潮涨

　　　　秋冬潮落　　　　　　　顺应太阳的变化

一甲子：甲子年至戊午年潮涨

己巳年至癸亥年潮落　　顺应太阳系磁场的变化

这种对天道的顺应以一天亦即天时为最主要。天时对人的健康影响是最大的，所以在饮食的安排中以顺天时为主。

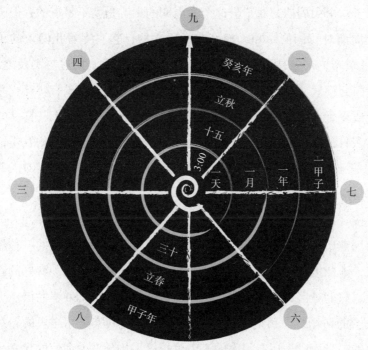

图 4-2　人体潮汐示意图

第二节　人体与死亡

一、人类的寿命周期

现代人讲天人合一，是人与自然的和谐，是一个环保概念。这与古人的概念相去甚远。古人天人合一的概念，首要讲的是一个时间周期概念。中医以及中国古代哲学研究天人合一时以此入手，发现完全可以把天地宇宙的周期印证到自己的身体上。这里要特别强调一点，这个天的大周期，包含了人的小周期。人与天这个大周期互动，主要从属于这个大周期，对于天这个大周期的影响是微不足道的；但天这个大周期对我们的影响，却是非常巨大的，它主宰着我们人的小周期。《黄帝内经》中常讲，天这个周期来的时候，太过与不及之时，都会引起疾病。比如说，立夏这一天到了，但天气并没有转热，并没有变成夏天，这就叫不及；如果立夏这一天大热如三伏天一样，并且连续多日，那么就叫太过。这种太过与不及都会引起疾病的发生，小的就是身体不舒服，严重的就会引起疠疫流行，荼毒天下，对人的影响非常巨大。

按《黄帝内经》的讲法，以《河图·洛书》为工具推导，人类的寿命周期应该是两个甲子，即 120 岁。甲子，是中国古代的一种纪年方式，地球上的气候变化、磁场变化的一个周期。现在一些好的社会环境、好的社区，平均来讲，预期寿命也就是 70 ～ 80 岁而已。全世界人类的平均寿命预期值只有 62 岁左右。这其实是相当短的，约极限值的一半而已，还有很大的潜力可挖。平均预期寿命值的含义是指此年出生的婴儿将来能够活多久，通过一些公式由当年的死亡平均寿命计算出来的。简单的算法就是，死亡年龄平均值加 9 岁为当年出生婴儿的预期寿命值。比如说，中国人 2007 年平均预期寿命就是 72 岁，则 2006 年中国人的平均死亡年龄就是 63 岁；而美国人这两项分别是 76 岁和 67 岁左右。

历史上我们的平均死亡年龄更低。据考古学研究，70 万年前到20 万年前的北京猿人，平均寿命仅 6 ～ 9 岁；2.5 万年前到 1.8 万年前的旧石器时代，田园洞人、山顶洞人时期，人类平均寿命仅 12 岁左右。公元前欧洲人的平均寿命仅 20 岁。中国人在秦朝，平均寿命也就 20 岁左右，东汉时期增加到 22 岁，比同期的欧洲人多两岁左右。经过 2000 年的发展，到了 1850 年，人类平均寿命涨到了 40 岁左右。一般来说，中国人的平均寿命比其他人种要长一些。唐朝大约是 27 岁，宋朝是 30 岁，清朝是 33 岁。1949 年，中国人的平均寿命也就是 36 岁左右。这时候，中国人的死亡原因主要还是肺部传染病和各种烈性传染病，比如肺结核、烈性感冒、肺炎，以及鼠疫、血吸虫病、登革热、疟疾等。

再看 2007 年的人类寿命与社区划分，最高寿的不是冰岛人，而是加州华人，平均预期寿命值高达 83 岁。而加州华人妇女的预期寿命更是高得出奇，达到 89 岁。在加州华人之后，是香港人（82 岁）、日本人（81.9 岁）。在中国大陆，北京人的平均寿命值达到了 80.7 岁，上海人 80.1 岁。另外，台湾人这一数字为 76 岁。台湾人的寿命预期值与山东人相近，略低于广东人（77.1 岁）。美国人的平均寿命值是 77.6 岁，与广东人相差不多。北京人和上海人比美国人的平均寿命值都要长一点。中国地域广，寿命差别大，所以平均起来是 72 岁，在发展中国家算是相当高的，远高于较发达国家俄罗斯。俄罗斯的平均预期寿命值仅是 66 岁，主要原因是俄罗斯男子寿命太短，大约能活 59 岁。

从职业上来看，在中国最短命的是交通警察。不要看警察只是站在马路上，执行简单的任务，这其实是非常辛苦、值得尊敬的工作，因为他们付出了巨大的代价，平均预期寿命却只有 41 岁。其次是新闻工作者，虽然看上去是一个很风光的职业，对社会的贡献很大，平均预期寿命只有 45.7 岁。一线的刑警，大约是 48 岁。北京中关村的知识分子，平均预期寿命值是 53 岁。外科医生是 54 岁。我这里讲的都是在职工作人员，不包括退休人员。可以看得出来，很多人是英年早逝。如果你仔细观察就可以发现，许多人是在 40 ～ 50 岁之间突然死亡的。算起来，有近一半的人口是在 60 岁之前死去的，这个比例是相当高的。

二、死亡调查报告

现代一些医学研究，梦想我们可以活一两百年。这是人类一直以来的一个梦，秦始皇时期就开始做了，但如果现在还不醒的话，真是一种悲哀。生命对于我们来说只有一次，因此我们不得不重视。我们投入了如此之多的精力、金钱、智慧来研究医学，提高生活品质，就是为了度过这个完美的周期。按唐代的道统经书《太平经》的说法，人的寿命极限是120岁，100岁为上寿，80岁为中寿，60岁为下寿，60岁以下就算是夭折了。即使按照唐朝人的观念，有一半的现代人是夭折而死的。我们要想长寿，要想健康快乐，就要尽量减少生老病死中"病"这一过程。这就是不二法门。

从统计学来看，2006年中国人的前十大死因，台湾、大陆都十分相似。中国大陆的前十大死因是：①恶性肿瘤；②脑血管病；③心血管病；④呼吸系统疾病；⑤意外事故；⑥消化系统疾病；⑦内分泌代谢系统疾病；⑧泌尿系统疾病；⑨精神障碍；⑩精神系统疾病。大陆这个排序用了些术语，第4个呼吸系统疾病主要是肺炎和哮喘；第6个消化系统疾病，简单地讲，主要是肝硬化，因为肝脏是消化系统里最大的一个器官，其他的像胃出血、胃下垂、胃炎、胃溃疡、胆结石这些消化系统疾病，一般不会造成死亡；第7个内分泌代谢系统疾病，主要是糖尿病；第8个泌尿系统疾病，主要指肾衰竭；第9个精神障碍，其实说的主要是自杀。

台湾的统计报告，看起来就很直接，是给一般人看的，不是给医生看的：①恶性肿瘤；②脑血管疾病；③心脏病；④糖尿病；⑤事故；⑥肺炎；⑦肝病；⑧肾衰竭；⑨自杀；⑩高血压。

大陆与台湾的前十大死因中，只有第4、第6、第7在排列顺序上不太一样，其他都差不多。台湾与大陆最主要的不同点是糖尿病。

糖尿病在大陆排第 7 位，在台湾的发病率和死亡率都比大陆高许多。这里我要指出来一点，为什么台湾的糖尿病这样高？最主要的就是饮食结构里糖吃得太多了。白糖是造成糖尿病的一个最主要、最直接的原因。

如果比较美国和中国的前十大死因的话，会发现有很大的不同。美国的十大死因是：①心脏病；②癌症；③脑血管病；④慢性呼吸衰竭；⑤事故；⑥糖尿病；⑦肺炎；⑧老年痴呆；⑨肾炎；⑩败血病。除了其中的第 5 个事故、第 6 个糖尿病、第 9 个肾炎的发病率排名和中国人差不多外，其他的几项，无论是排名还是发病率，或者发病的原因，都与中国人不同。其中，老年痴呆、败血病，在中国人的十大死因中没有出现。老年痴呆，据我的研究，跟中国人的社会结构和娱乐方式有关系。中国人要想娱乐的话，主要是用脑子，最普遍的全民运动就是打麻将，所以到老了，算麻将、算账、算钱，都没有问题。所以，老年痴呆的发病率要比美国少得多。美国老人的娱乐方式主要是看电视，和子女也不怎么来往，在孤独中终老，老年痴呆的发病率自然就高多了。那么，败血病是什么原因导致的，我现在还没有了解清楚。如果将哮喘和排在第 7 位的肺炎都算在呼吸系统疾病中，百分比就高达 8% 左右，超过了脑血管疾病（6% 左右），进入前三大死因。那么，中国人与美国人的前三大死因则是完全一致的，排列顺序则有大半相同。

美国的第一大死因是心脏病，高达 27.2%；第二大死因是癌症，达 23.1%；第三大死因是脑血管疾病，达 6.3%。其中，心脏病的发病率是中国人（9%）的 3 倍左右。根据我在美国行医十多年的观察，主要是因为美国人犯了以下三个大错，导致心脏病的发病率奇高。一是咖啡喝得太多。咖啡里咖啡因的含量，比茶里面要高出十几倍。少喝咖啡对身体是有益的，但如果天天喝，大量地喝，尤其是像在美国这样喝大量浓缩的咖啡，是非常不好的。咖啡因直接作用到血管里，直接作用到心脏，让心跳加快，使动脉急剧收缩。大量的咖啡因可以造成心跳不规律，让人的心脏出现问题。像美国人这样成年累月地喝咖啡，很容易造成心脏病。再者，糖吃得太多。咖啡因加糖，外带拼命喝水，这样对心脏造成的负担相当大。另外，美国人的动物性饱和脂肪酸、肥油或肉里的脂肪、黄油，摄入量比中国人要高得多。所以，咖啡因、糖和脂肪，是造成美国人心脏病发病率高的主要原因。以上这些是我的观察。

而中国人的癌症死亡率，比美国人要高一点，高出近4个百分点。这主要是因为中国人在两个环节上控制得不好。第一，抽烟的人太多了。我们知道，抽烟可以造成肺癌，从统计上看，中国人肺癌的发病率，比美国人要高出将近1倍左右。第二，乙型肝炎的防治没有做好。乙型肝炎是造成肝癌的一个主因。美国人肝癌的发病率，根本就排不到前十位。但中国人肝癌的发病率，却排在第二位，死亡率非常高。这两种癌症，造成了中国人的癌症发病率高于美国人近4个百分点。中、美两国的前三大癌症，是非常不同的。中国人的肺癌占27%，而美国人只有15%。如果从性别的角度来研究，则美国人的癌症发病率又是非常奇怪的。美国人男性的第一大癌症是前列腺癌，高达男性癌症发病率的20%～30%。女性则是乳腺癌，占26%以上。这一统计数字，与中国人完全不一样，尤其是男性，前列腺癌的发病率太高。如果从美国人不同的种族来划分的话，在美国华人中，癌症的发病率和死亡率都是最低的，甚至比美国白人低30%左右。所以，从人种来说，中国人并不是癌症的多发人群。中国人现在患癌症的人较多，主要是因为社会环境、公共卫生控制得不好，抽烟的人和肝炎患者太多，这两样控制得不理想。

第三节 人体衰老的过程

《黄帝内经》中关于人体衰老的论述有几处，其中比较有系统的分别是《灵枢·天年》和《素问·上古天真论》。

《灵枢·天年》

黄帝曰：其气之盛衰，以至其死，可得闻乎？

岐伯曰：人生十岁，五脏始定，血气已通，其气在下，故好走。二十岁，血气始盛，肌肉方长，故好趋。三十岁，五脏大定，肌肉坚固，血脉盛满，故好步。四十岁，五脏六腑十二经脉皆大盛以平定，腠理始疏，荣华颓落，发鬓斑白，平盛不摇，故好坐。五十岁，肝气始衰，肝叶始薄，胆汁始减，目始不明。六十岁，心气始衰，若忧悲，血气懈惰，故好卧。七十岁，脾气虚，皮肤枯。八十岁，肺气衰，魄离，故言善误。九十岁，肾气焦，四脏经脉空虚。百岁，五脏皆虚，神气皆去，形骸独居而终矣。

这一段文字是对人体从幼至老，气、血、五脏的成长盛衰全过程的一个比较全面而又系统的描述。其中，10～40岁由幼年发育到人体生命壮盛的顶峰阶段，是用气血由定至盛至大盛平定来描述的。而从50岁至百岁，则是按五行排列，木、火、土、金、水的顺序，由五行相应五脏的逐次衰弱来描述人体衰老的，依次是肝、心、脾、肺、肾。《黄帝内经》成书时代，五行理论已转成熟，此处将人体五脏的盛衰规律套在这种由春至冬、由木至水的盛衰规律中，多少是一种机械照搬。五行木、火、土、金、水，从相生或相克的角度，都是循环无端的，并无一个先后顺序。而自然界中，春、夏、秋、冬也是循环无端的，并无先后之分。

《素问·上古天真论》

帝曰：人年老而无子者，材力尽耶？将天数然也？

岐伯曰：女子七岁，肾气盛，齿更发长；二七，天癸至，任脉通，太冲脉盛，月事以时下，故有子；三七，肾气平均，故真牙生而长极；四七，筋骨坚，发长极，身体盛壮；五七，阳明脉衰，面始焦，发始堕；六七，三阳脉衰于上，面皆焦，发始白；七七，任脉虚，太冲脉衰少，天癸竭，地道不通，故形坏而无子也。丈夫八岁，肾气实，发长齿更；二八，肾气盛，天癸至，精气溢泻，阴阳和，故能有子；三八，肾气平均，筋骨劲强，故真牙生而长极；四八，筋骨隆盛，肌肉满壮；五八，肾气衰，发堕齿槁；六八，阳气衰竭于上，面焦，发鬓斑白；七八，肝气衰，筋不能动；八八，天癸竭，精少，肾脏衰，形体皆极，则齿发去。肾者主水，受五脏六腑之精而藏之，故五脏盛乃能泻。今五脏皆衰，筋骨解堕，天癸尽矣，故发鬓白，身体重，行步不正，而无子耳。

这一段是古人对男、女生殖系统的发育至盛衰过程中相伴随的人体盛衰的论述，其中以七七之数应女子生殖系统的盛衰之数，以八八之数应男子。至于为什么男子以八八为周期，而女子以七七为周期？首先还是以对生命实际周期的客观观察为基础的。

这里面有一个关键词"天癸"。明代张介宾的《类经·藏象类》认为"天癸"包含有阴阳，为先天之精。癸者，天之水，干名也。干者，支之阳，阳所以言气。癸者，壬之偶，偶所以言阴。故天癸者，天一之阳气耳。气化为水，因名天癸。天癸是阳气化为阴水。以笔者之见，"天"也可解释为天时和自然中的一种奇妙能量，癸为癸度，生发的意思。这其实就是讲人体的生长发育受一种自然的生物钟控制。而天癸指的就是这种生物钟激起对人体控制作用的物质。人体到某个阶段开始长牙，到某个阶段开始可以生子，全都由一个生物钟控制着。而人体的衰老，也是在这个生物钟的控制中的。由此，《黄帝内经》时代的医学家也已基本算定人的寿命极限，大约是120岁。这和现代医学根据细胞分裂的时间推算出来的基本一致。而自古以来，能活过120岁的也真没几个。

既然人体衰老是有时间次序的，那么人体是怎么衰老的呢？又是从哪个脏器、哪一方面开始衰老的呢？而又是哪一脏的衰老导致全身衰老的呢？这将是我们急需破解之谜。《素问·上古天真论》中，多以肾气的盛衰描述为主。不过，从讲女子的只字片语中，我们还是可以看出一二——"五七，阳明脉衰，面始焦，发始堕；六七，三阳脉衰于上，面始焦，发始白"——人体的衰老是从阳明经开始，而后是三阳脉。

人体的衰老是由五脏为主的脏腑衰退引发的。如果五脏气血均匀，缓缓衰老，人都可以活到八十以上。如果五脏气血坚实，则可以年过百岁，寿而且康。但大多数人先天五脏气血就不均，必有一脏最弱，后天养护又不够，导致一脏早衰，活不到中寿。人体的整体早衰就是由于五脏之中的一脏早衰引起的。一脏早衰必然引起五脏中的数脏早衰，这就是所谓的五脏传变。医圣张仲景所言"见肝之病，知肝传脾"，讲的就是这个道理。数脏均衰，人体哪有不衰败的道理。

即使先天五脏气血均匀、坚实，但不知如何利用饮食和起居养生之法，甚至倒行逆施，也可以致使五脏中一脏早衰，进而数脏均衰。天下之势，不怕土崩，就怕瓦解。养生之道也是如此，风湿寒暑金刃虫兽好防，饮食起居之错难防。饮食起居之错正如水滴石穿，坎坎伐檀，使人在不知不觉中五脏败坏而懵懵懂懂不知其因。这就是所谓内伤之因，应该占现代人死亡率的80%左右。

五脏早衰，除了用药物治疗之外，还有什么办法吗？有，那就是食疗。药物治疗有效，但毕竟不是长久之计，并且有较多的副作用。强一脏而损及他脏，只可用在紧急之时，取拨乱反正之效。而脏腑需要时时补益，勤勤维护，方得以不衰。这就需要食疗，从生活中做起，这才是正途。这也是《黄帝内经》中治病的大原则之一，所谓"药以祛之，食以随之"。也就是说，治病先用药物祛邪，随后用食物补虚。这个原则和西医的治疗原则是不同的，西医强调药物作用，建议长期服用，甚至终身不辍。比如，在治疗慢性病或衰退性疾病方面，如高血压、糖尿病、哮喘，甚至便秘、失眠、胃酸过多等，一律终身服药。这并不是一种好的治疗方式，甚至并不是一种康复，而是建立在人体并不能从衰退中、疾病中康复的情况下，只能依赖药物维护的这样一种理论。理想的治疗是让机体恢复原有的机能和健康。而更完美的治疗是"治未病"，也就是防止机体早衰和治疗将要发生的疾病，既不是治疗已经发生的疾病，更不是去治疗疾病的末期，也不是机体已经崩溃、生命已临近死亡时的最后抢救。

第四节　快速衰老路线

如果将人体衰退比喻成下山的话，那么下山的路各有不同，走的路线不同，将决定每个人的寿命长短。但长寿之路只有一条，那就是一条盘旋下山的路，研究养生长寿之道，就是在寻找这条最长的路。但大多数人是沿着短线下山的，而且是沿着基本相同的三条短路线下山。如果人们已经走在这三条下山之路上了，那么身体将迅速衰老，带着越来越多的疾病迅速滑下深渊。而研究这些人体的衰退路线图，就是为了让每个人知道您处在哪条路上，然后再努力将人生轨迹从直线下山的路上，修正到盘旋下山的那条长寿之路上。古人来讲就是所谓"治未病"，现代人来讲就是从亚健康态到健康态的转换。

一、第一条：脾衰之路

李东垣说："脾衰则百病丛生，脾衰则一身俱衰。"脾衰，在现代医学中多见于糖尿病患者。人类只要一得糖尿病，全身的器官机能就开始损坏，而糖尿病的并发症则有上百种之多，从青光眼到心脏病，从牙龈出血到性功能减退。

（一）脾衰的原因

脾脏不是无缘无故就会衰败的，每个脏器的衰变都有其内在的和外在的原因。

首先，人体五脏的设计非常不同，各脏器之间强弱不同。用宋代儿科之祖钱乙的话来讲就是，肝常有余则脾常不足，心常有余则肾常不足。儿童是这样，其实成人也是如此。也就是说，心、肝较强，脾、肾较弱。

从五行五脏的角度来看，脾土为其余四脏之母，其他四脏都要靠脾脏的供养才能生存，所谓土生万物，正因为如此，脾土为其余四脏所累，也最容易衰弱。而脾土一衰影响也最大，所以脾脏一衰则五脏俱衰，脾土一坏则百病丛生。

而从受邪的角度来讲，肺与脾胃是人体向外开放的两个系统，肺通过口鼻做空气的交换，脾胃通过口摄取食物，在这个过程中，不可避免地会受到外部环境中病毒、细菌、废物、有毒物质的伤害。所以，肺与脾在五脏中更容易受到伤害。

脾衰的第一种原因：脾衰是由吃引发的。

吃中第一错：嗜欲无穷，饮食不节。

脾主运化，胃主受纳，多数人胃强脾弱，贪吃是脾衰的最主要原因。人类有长达数十万年甚至数百万年的饥饿史，而真正丰衣足食的历史则不超过百年。人类对饥饿的记忆是深远而长久的，甚至根深蒂固，造成人类进化的过程中，胃受纳的欲望几乎是没完没了。这种欲望也表现在人类的基因组上，深深地刻在全人类身上，所以所有人类种族都是贪吃的种族。而胃所能吞下的食物要远大于脾所能运化的能力。这就是脾衰中脾胃的矛盾，永远的胃强脾弱。在现代社会里，我们要经常告诫自己不要贪吃，吃太多会损伤寿命。

吃中第二错：嗜甜。

糖对几乎所有的哺乳动物都存在着致命的吸引力。不管是人类也好，还是一只狗也好，一匹马也好，都很难抵御糖的致命诱惑。糖是我们新陈代谢的基础物质，但糖并不是天然食品，而是人类从植物中提炼、萃取出的纯物质。人体中的糖代谢是一个很复杂的过程。用一个形象的比喻，糖有点像现实生活中的钱。正常情况下，蛋白质、脂肪、淀粉都要先转化成糖才能成为能量物质，给机体提供能量。但是，从蛋白质、脂肪、淀粉转化成糖是一个缓慢的过程，要通过消化、吸收，并且经过转化、储存或再转化，才能进入血液变成血糖，在身体中流动，流通到机体需要的地方去燃烧，爆发出能量供人使用。在流通领域中的钱，多了就叫通货膨胀，少了就叫通货紧缩，都会影响经济的健康发展。对于人体，需要控制住血液中血糖含量，血糖就像钱，多了少了都不行，多了叫高血糖也就是糖尿病，少了叫低血糖，也是疾病。其实，低血糖正是高血糖的前奏，这是人体与经济的不同点。吃入糖后，这些糖几乎马上就开始变成血糖在身体中流淌，迫使胰脏在短时间内分泌大量的胰岛素来平衡体内的血糖。久而久之，胰脏就会衰退，糖尿病就这样发生了。所以，糖是我们现代社会最大的一个饮食错误，是造成脾衰的最主要原因之一。

当然，脾衰还有其他的原因，但与饮食关系不大，仅列出来供参考。

脾衰的第二种原因：过度的劳累会使脾脏进入早衰，中医术语"劳倦伤脾"即是指此。

脾衰的第三种原因：过度的忧愁及思虑也会造成脾脏的早衰，中医术语为"忧思伤脾"。

在我的医疗生涯中经常能遇到这样的病人，并没有明显的家族遗传史，过着普通人严谨的生活，结果得了糖尿病，自己百思不得其解，其实主要就是因为后两种原因所致。我见过最极端的例子是一位妇女，婚姻出了状况，知道老公有了别的女人，在家中发愁，茶不思，饭不想。仅两周后感到浑身无力，去医院一查发现已经得了糖尿病。

脾衰的第四种原因：怀孕、生产。我在临床上发现，女性糖尿病的发病原因与男性有很大的区别，女性中妊娠糖尿病是最主要的原因之一，几乎占40%以上。妊娠糖尿病是一种大龄产妇的多发病，在旧金山湾区的妇女，妊娠年龄偏大（平均妊娠年龄在 31 岁左右，而华人妇女的平均妊娠年龄在 33 岁左右），这也可能是湾区妇女糖尿病发病原因的区域特殊性。但不管怎样都可以看出，怀孕、生产尤其是高龄孕产都是妇女脾衰的主要原因之一。

（二）从统计数字看"脾衰"

中医的"脾"，包含西医的"胰"，即"pancreas"这个脏器。"胰衰"属于"脾衰"的范畴，而糖尿病是胰衰引起的最主要的疾病之一。看看西医对糖尿病的统计数字，或许可以对我们中医研究"脾衰"有一定的启发。而由糖尿病引起的几大并发症，也正是我们研究脾衰而引起人体整体衰退的一些最好的佐证，也是"脾衰而百病俱生"的最好解释。

台湾糖尿病专家裴匀的新作《打败糖尿病》中有这样一组数据："台湾近年的十大死亡原因依次是：恶性肿瘤、脑血管疾病、事故、心脏病、糖尿病、肝病、肾病变、肺炎、高血压性疾病、肺气肿及气喘。"

从中可以看出，前十大死因中有五大死因与胰脏有关，即由"脾衰"引起的疾病分别是：脑血管疾病、心脏病、糖尿病、肾病变、高血压性疾病。如果将这五大疾病相加，排第一名的将无疑是"脾衰"引起的各种疾病的总和。而如果去除排名第三的事故，那这个数字排名将更可怕。

而美国与中国大陆的前十大死因的排列与台湾地区大同小异，无论哪种排名，脑血管疾病、心脏病、糖尿病、肾衰竭、高血压这五种与"脾衰"有直接关联的疾病都占了死亡总数原因的半数甚至大半数以上。

从统计学的数字来看，现代社会人类死亡的最主要原因，就是由"脾衰"引起的人类血液循环障碍性疾病（脑血管疾病、心脏病、肾衰竭、高血压都是血液循环障碍性疾病）。现代西医早就知道，很多疾病是由血液循环障碍引起的，更有甚者曾武断地讲，所有的疾病中，大多数发病的原因与血管有关。血管的病变与人体糖、脂肪、蛋白质、胆固醇的代谢障碍有关，而这些代谢障碍又与胰脏功能的衰退有关。

（三）注解李东垣的"脾衰"论

李东垣在《脾胃论·脾胃盛衰论》中，对脾衰与脾衰引起的疾病有非常详尽的论述，对脾衰刚开始的一些表现也有具体记述。例如："脾胃俱虚，则不能食而瘦，或少食而肥，虽肥而四肢不举，盖脾实而邪气盛也。"此包含了三种不同的脾虚形式：不能食而瘦；少食而肥；虽肥而四肢不举。

前面我们已讲过，中医的"脾"包含西医的"胰"。从现代医学的角度来看，胰有两个方面的功能：胰脏是最大的消化液分泌器官，在消化食物的过程中起重要作用；胰脏同时也是一个内分泌器官，分泌4种已知的重要激素，即胰岛素、胰高血糖素、生长抑素、胰多肽。其中，胰岛素与胰高血糖素属于人体最重要的激素，它们主要作用于人体的糖、蛋白质和脂肪的代谢。

从现代医学的角度，我们基本可分析出李东垣的这三种不同脾虚表现为三种不同形式：

1.不能食而瘦

胰的外分泌衰退，引起消化不良，从而引起胃口差、不能食，进而导致瘦。

2.少食而肥

同上，胰的外分泌衰退，从而引起少食，但同时胰的内分泌也衰退，引起胰岛素质量下降，数量增加，引发副作用，脂肪不分解而致肥。

3.虽肥而四肢不举

这里有一句隐语"虽肥"，既可能是"少食而肥"，也可能是"多食而肥"。少食而肥，同上所述。多食则表明消化尚可，胰的外分泌正常。"而四肢不举"，表明肌肉中的能量代谢，以及糖、脂肪的代谢障碍，即胰岛素质量下降引起的近似糖尿病的症状——肌肉无力。

从李东垣对脾胃衰退表现的描述可以看出，其已观察到脾衰有两个不同的方面：①脾（含西医的胰）的外分泌衰退：不能食而瘦；②脾（含西医的胰）的内分泌衰退：少食而肥，虽肥而四肢不举。

（四）脾衰的两个方面

脾（含西医的胰）有两大功能，即外分泌、内分泌。所以，脾衰也有两个方面，即外分泌衰退、内分泌衰退。

1.胰的外分泌衰退

胰液中的主要成分为各种消化酶，如胰淀粉酶、胰蛋白酶、胰脂肪酶等。由于胰液含有分解三种主要食物的消化酶，因而是所有消化液中最重要的一种。当胰液缺乏时，即使其他消化液的分泌都正常，食物中的脂肪和蛋白质不能彻底消化，从而影响吸收。脂肪的消化和吸收障碍进而又影响到脂溶性维生素 A、D、E、K 的吸收。由此可见，胰的外分泌衰退，必然导致消化不良，从而引起一系列的消化不良方面的症状与疾病，如中医范围内的完谷不化、便溏、泄泻、纳呆不食，甚至气虚血亏、肌肉渐削等。

同时，需要指出的是，中医的脾脏大于西医脾脏的概念，也大于胰脏的概念。脾脏的概念包含一切与脾有关或可比象的东西。所以，中医的脾衰同时是指脾脏与胰脏衰退。所以，中医的脾衰是以胰的外分泌衰退为基础的，同时包含了脾脏的相关衰退。从与脾为表里关系的胃的衰退，到脾在体为肉的比象都会一衰俱衰。这是在学习中医时需要注意的地方，也是中医的难学之处。

2. 胰的内分泌衰退

胰腺中的两种重要内分泌激素是胰岛素和胰高血糖素。

胰岛素的作用主要是：促进组织对葡萄糖的摄取和利用，并抑制糖异生，因而使血糖下降；促进脂肪合成，抑制脂肪分解；促进蛋白质合成，抑制蛋白质分解，抑制肝的糖异生。

胰高血糖素的作用主要是：促进脂肪、蛋白质的分解；促进糖异生；加速心肌内糖原的分解和利用。

胰脏内分泌衰退多依以下过程，同时也是 2 型糖尿病的典型发病过程。

根据临床的观察推断，刚开始时，胰脏由于过劳（过食肥甘），分泌的胰岛素质量开始下降，为了使体内血糖降至正常值，胰脏不得不分泌更多的胰岛素，从而使胰岛素数量上升。这一过程将持续好长一段时间，此时人体还可以保持血糖平衡，但由于胰岛素阻止了脂肪的分解，人体开始渐渐变肥胖——这就是李东垣所谓的少食而肥的阶段。再后来，胰岛素质量进一步下降，虽然数量持续上升，也无法有效平衡血糖。此时血糖就开始升高，人体开始进入糖尿病阶段，病人细胞内得不到足够的血糖，导致肌肉无力，就是四肢不举阶段。当病情进一步恶化，由于血中含糖、含胰岛素量过高，进而引起多尿、口渴多饮（刺激了脑下垂体）、多食（胰岛素过高引起胃酸过多）的"三多"现象，也就是中医的消渴。由于破坏范围转大，中医已将此病归于肺、胃、脾、小肠、肾等综合脏腑病变而非一脏一腑的病变了。

如果进一步恶化，胰脏将有两种发展，直至完全衰竭：①不再分泌胰岛素或很少分泌，导致脂肪、蛋白质分解，酮中毒而死亡；②仍分泌大量胰岛素，但质差无效，导致脂肪不分解，但血糖持续升高，导致酮中毒、高渗透压昏迷（俗称糖昏迷）而死亡。

二、第二条：真阴衰（肝衰）之路

（一）什么是阴阳

讲到真阴虚与真阴衰，则必须先弄清阴与阳的现代医学含义，否则大多数人都很难明白其中的含义。阴阳，是中国古代哲学中最难理解的部分，这里不进行全面的解释，只作一个简单的比喻，也是我在行医生涯中经常给病人讲的。在谈到人体的阴阳时，我们可以将人体看作一台旧式的蒸汽动力火车头，这种火车头有两部分最重要，一部分就是用来烧锅炉的火，一部分就是锅炉里的水。这两部分的完美配合，就可以给火车带来强大的动力，如果不协调则会出问题。那么，这种烧锅炉的火就是阳，而锅炉里的水就是阴。比如说，火太少，则无法烧开锅炉中的水，火车也就没有了动力，这在人体来讲就是阳气不足，气虚乏力。如果水太少，一烧就开，开不久就会使锅炉过热，这在人体来讲就是阴液不足，阴虚内热。

如果用现代医学的语言，基本来讲阳就是兴奋，阴就是抑制。而人体的所有功能控制都必须是两部分的，一部分就是兴奋，一部分就是抑制，没有特例。比如，有交感神经就一定有副交感神经。对血糖的控制，有胰岛素的降低血糖功能，就一定有胰高血糖素来升高血糖。类似这样的例子很多。抑制和兴奋是相伴而生的，缺一不可，就像中医对阴阳的论述一样，阴不可无阳，阳不可无阴，阴中含阳，阳中有阴，阴阳无限可分。阴阳不仅需要相互依存，而且可以相互转化。

再回头讲锅炉的问题，炉中的火不能老是熊熊烈火般地烧着，火车也不能总是全速飞奔着，火车也有靠站的时候，所以锅炉中的水与火并不是固定不变的。人体也是一样，阴阳保持着一种动态平衡，而不是静止的关系。同火车的运行有一张时刻表一样，人体的运行也有着一个生物钟，人体的生物钟比火车时刻表要复杂得多。如果按《河图·洛书》的原理来计算，人体其实是同时有四个生物钟在运行的。最大的是以一甲子也就是以六十年为周期的一个生物钟，其次是以一年为周期的生物钟，再其次是以月为周期的生物钟，最后也是最重要的是以天为周期的生物钟。人体的阴阳，就是以这四个生物钟为基准，来保持着一种动态平衡的。不仅如此，要知道天地人之天，并不是固定不变的。早在《黄帝内经》成书时代，中国的医学家就观察到了天的变化是不定的，天时、节气的到来有早有晚，温度、雨水、太阳黑子的变化有多有少，有高有低，这些都会影响人体阴阳的变化，有"过与不及"之分。如果这种"过与不及"超出了人体自身调控的能力，人体的阴阳就会失去平衡，引起疾病。但作为天地人之人，我们是有自主意识的，是有能动作用的，可以通过调整生活步调、饮食结构、行为方式，甚至是服药，来改变我们人体中的阴阳动态平衡关系，来抵抗天地的不仁。前提条件是你要知道身体哪里不平衡了，更难的是你要知道怎么调整，调整到什么程度，这就需要了解什么是"天道"了。了解"天道"就了解了长寿的秘诀，而纠正这种人体的阴阳失衡就是医学了。

（二）什么是真阴

什么是阴和阳，阴和阳并不是静止不变的，而是处于一种动态平衡中，这只是阴阳定律的前两个原理。第三个原理就是，阴阳在人体的每个脏器、每个部位的存在都是不均匀的。这种不均匀的产生是因为人体的阴阳处于动态平衡中。正是这种不均匀，才可以使人体的阴阳有机地运动起来。所以，中医理论中就常谈到某一脏器的阴阳，如心阴虚、心阳虚、肾阴虚、肾阳虚、肺阴虚、肺阳虚、脾阴虚、脾阳虚、肝阴虚等。每个脏器的阴阳动态变化是有规律的，这种规律又是顺应着人体的生物钟在变化着（图4-3）。

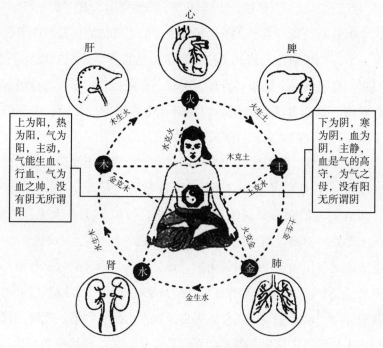

上为阳，热为阳，气为阳，主动，气能生血、行血，气为血之帅，没有阴无所谓阳

下为阴，寒为阴，血为阴，主静，血是气的高守，为气之母，没有阳无所谓阴

图4-3　人体脏腑阴阳变化规律图

古人认为，真阴主要是与肾有关，与命门有关。《黄帝内经》中描述，肾之精气的盛衰关系到人体的生殖与生长发育。男子六十四而精绝，女子四十九而经断，也是人体衰老的标志。肾的精气，是产生肾阴、肾阳的物质基础。肾阴又叫"真阴"，是人体阴液的根本，对各脏腑组织起着濡润、滋养的作用。肾阳又叫作"真阳"，是人体阳

气的根本，对各脏腑组织起着温煦、生化的作用。从现代医学来看，中医"肾"的概念包括肾脏和肾上腺以及生殖系统。其中，肾上腺是维持人体生命的必需器官，肾上腺的分泌包括调节水盐代谢，糖、脂肪和蛋白质的代谢，以及性激素。

在几千年的实践当中，中医发现人体在衰变中表现的主要矛盾是真阴的衰变。《黄帝内经》中讲人体衰退过程的开始："年四十，其阴白半，起居衰矣。"就是说，人体从四十开始衰退，其主要原因就是，到这个年龄阴只剩一半了。而起居衰中，最主要的衰就是睡不着，阴剩下一半，阳无所藏，当然无法安睡了。从程度上可以分成真阴虚、真阴衰、真阴竭三个阶段。当真阴竭时，真阳也就竭了，人就进入了死亡状态。这也是阴阳学说中的阴阳互生、阴不可无阳、阳不可无阴、阳去阴死、阴离阳亡、阴阳互根的具体表现。

至金元时期，朱丹溪提出了"阳常有余，阴常不足"的观点，进一步发展了阴虚致病的理论。朱丹溪首先从"天人合一"的观点出发，用自然界的现象来说明阴阳的变化。他说："天，大也，为阳，而运于地之外；地，居天之中，为阴，天之大气举之。"又说："由于人受天地之气以生，天之阳气为气，地之阴气为血，故气常有余，血常不足。"阴气之难成，人的食欲、情欲又耗散无限，故阴气的保养，需收心养心，动而中节。朱丹溪提出节饮食，是指烈酒、肥肉等偏厚之味。人之阴气，依胃为养，如谷、菽、菜、果，自然冲和之味，有食以补阴之功。菽，指豆类。粮食、豆类、蔬菜、水果，才是人的最佳食品。又提倡女近二十、男近三十而后嫁娶，主张节情欲，夫妇之间，成之以礼，接之以时，如殉情纵欲，唯恐不及，又用燥毒药品以助之，难免阴气虚耗，身亦憔悴。

到了明朝，温补学派的著名代表医家张景岳又将真阴虚的病理、病机进一步发展，认为"阳非有余，阴亦不足"，为救寒凉攻伐之偏，"甘温有益寒无补"成为其用药的第一主张。温补学派医家研究的中心课题是脏腑虚损的病机与证治，而张景岳虚损证治的理论基础并非阳重于阴，而是真阴论。真阴论讨论了真阴之象、真阴之脏、真阴之用、真阴之病、真阴之治五个论题，其中真阴之病为其理论核心。张氏"中年求复，再振元气"的观点，对预防早衰也有积极的意义。

（三）真阴的重新认识

其实，朱丹溪、张景岳的这种真阴（即肾阴）理论是一个未经深入辩证的命题。当然，古人有古人的局限性，现代人有了更详细的解剖知识、生理知识，有必要重新深入认识，这样才能超越古人，进步发展。

人体脏腑的这种阴阳变化的调节主要是靠血液循环来完成的，简单来划分，血液循环旺盛为阳性的，那么血液循环相对减弱就是阴性的，而脏腑的功能是处于抑制还是兴奋，在很多情况下是靠血液循环的多少来决定的。比如说心脏的功能，在白天相对于夜晚是处于兴奋状态，那么这种白天的阳与夜晚的阴的区别主要可以从心脏的血液循环加以判断，白天的血液循环要远远大于夜晚的血液循环。同样情况下也可以界定运动与静止状态的心脏阴阳变化。与心脏的功能同理，其他脏器也是这样，白天和夜晚是什么在主导所有脏器的阴阳变化呢？又是什么主导了整个机体的阴阳变化呢？是血液循环。我们的血液循环可分成两部分，一部分是动脉血的血液循环，一部分是静脉血的血液循环。我们可以把动脉血叫作阳性血，把静脉血叫作阴性血。又因为血液循环是相通的，所以阳性血会转变成阴性血，阴性血也会转变成阳性血，这也是阴阳可以互相转化的一个例子。当我们的身体从兴奋逐渐转变成抑制的时候，比如在夜晚，我们从清醒状态逐渐进入睡眠状态时，身体中最主要的变化，就是动脉中的血液逐渐转移到了静脉中，动脉血逐渐变成了静脉血，阳性血逐渐转化成了阴性血，动脉血与静脉血的比率发生了很大的变化，身体中的阴和阳发生了巨大的变化，身体的阳气被阴气抑制住了，这样我们就进入了睡眠状态。如果我们身体中的阳气无法被抑制住，就失眠了。

决定我们身体随着一个生物钟的从阴到阳、从阳到阴的这种转变能量就叫真阴真阳。我认为，真阴虚是人体全面阴虚的概念。从神经控制学的角度来讲，是兴奋与抑制两种关系中的抑制功能在减弱。从血液循环的角度来讲，是动脉血与静脉血的动态比例失调了，在人体生物钟该进入抑制状态的时间里，静脉血不能顺利增加，动脉血不能顺利减少到人体的抑制休息状态。这就好比是蒸汽动力的火车头锅炉中的水减少了，稍一加热，锅炉的压力就会升高，稍有不慎就会发生锅炉爆炸。在人体来讲，这就属于高血压症候群，而锅炉爆炸这种突发状况就属于中风或急性心脏病。

（四）真阴虚的临床表现

真阴虚在临床上可以表现为：刚开始是难以入睡、失眠，特别是在寅时（凌晨 3～5 点）会突然醒来，多数人可在半小时内又入睡，再发展下去，就必须挨到卯时（凌晨 5～7 点）后方可入睡，人感觉有点亢奋，并不感到疲劳。

后续发展，就是开始晚睡，不到丑时（凌晨 1～3 点）很难入睡。

再发展，就是每天的睡眠时间变得越来越少。

再后来会发现，白天精力不济，但晚上却睡不着。虽然很疲劳，但很难真正得到休息，很难轻松入睡。这就是进入了一个真阴虚到开始损害阳气的阶段了。

接下来就开始进入血压升高的阶段了。血压一开始升高，就证明真阴已经进入了一个从虚到衰的过程。这时的真阴存量与虚时的存量有着质的区别。人体开始进入一个加速衰退的过程，真阴也开始加速减少。有关统计显示，如果高血压开始后，不进行任何治疗及药物控制的话，高血压患者的平均寿命将仅仅还有 5 年。

真阴虚的恶性循环发展：通常情况下，当一个人开始真阴虚后，就会出现失眠，到真阴衰时开始进入血压升高的阶段——血压一升高，睡眠质量就进一步恶化，越是睡眠质量恶化，真阴也就越虚衰，真阴越是虚衰，血压就越高。这样，人体就进入一个往复的恶性循环中，急剧地衰退，直到真阴竭为止。所谓真阴竭，也就是生命的最后阶段了，此时任何药物都无法阻止人体的血压继续升高，也就是进入了高血压的最后阶段——爬升期。就像蒸汽火车头锅炉中的水已将近干枯一样，此时只需一点点火，锅炉的压力就会持续上升，而人体不像锅炉可以停机加水，人体一停机就等同于死亡。而人体的火是不可能没有的，所以此时人体迅速迈向死亡，而且是一种无法阻挡的趋势。人体衰老的第二条途径就是如此进行的。

（五）真阴虚的原理

真阴虚，主要病症包括高血压症候群，在西医学中并未找到原因，占高血压病患 99% 的原发性高血压，在西医学中的解释就是不明原因的高血压。之所以找不到原因，这与西医学的研究方法有关，这里就不作进一步的探讨了。

而中医学中，关于真阴虚的概念与以下三件事有关，分别是肝脏、胆经、生物钟。

1. 肝脏——最主要的调节人体血液平衡的器官之一

早在《黄帝内经》中就有明确说明，"肝为血海"，意指肝脏为储藏和调节血液的大海；又指"卧则血归肝"，意为当我们躺卧之时，血液会开始流入肝脏。这是古人一个非常伟大的观察，直接指出肝脏是收纳阴血的器官。而收纳阴血这种作用就是收纳真阴的体现，所以说，真阴藏于肝中。肝脏是人体的一个巨大的血液存储器，也是人体血液循环的调节器。在血液循环理论方面，西方更重视动脉，更重视心脏，但忽视了肝脏对于血液循环的调节作用。这就是为什么直到今天，高血压仍不能治愈的其中一个原因。

人的体液占体重的65%～70%，把人体比喻成一个液体的海洋并不为过。人体体液的运动调节主要依靠由血管及淋巴管组成的血液循环系统及淋巴系统，而血液循环系统是占绝对主要的系统，淋巴系统只是一个血液循环的分支机构，是一个小小的补充。血液循环系统中，又分成动脉血液循环、静脉血液循环两种。动脉血液循环为阳，静脉血液循环为阴，阴阳相生相克，贯通流动，循环无端。人体所有的生理功能都可以找到阴阳两面，没有单阳、单阴的存在，有阴则有阳，有阳则有阴。总之，一阴一阳要平衡了方可。

人体的血液循环中，有由心脏主导的动脉血液系统，那就一定有另一脏主导的静脉血液系统，这一脏就是肝脏。心主动脉，主阳，主白天，所以心脏在白天兴奋性就高。但心脏也需要休息，到了夜晚，人体进入睡眠状态，心脏的兴奋性就下降。进入休息状态后，虽然心脏还在跳动，但兴奋性小得多。肝脏主静脉，主夜晚，在夜晚，人最熟睡之时，肝脏可将人体40%的血液收藏起来，这样在动脉中流动的血约占25%（心脏工作压力大大减少，进入休息状态），静脉中流动的血液约占35%。而白天人体平静时，肝脏仅收储人体20%～25%的血液，此时动脉中血液占40%左右，静脉中血液占20%～25%。当人体进入兴奋状态（如跑步、运动等）时，肝脏可将另外10%～15%的血液输送出来，这样人体中的动脉血可占60%以上，静脉血只有25%～30%，肝脏中的血液仅剩10%～15%。此时人体血压会相应升高到160/90mmHg左右，这种高血压是一种正常的高血压，任谁运动后测量血压都是高的。人体在极限兴奋时，血压甚至可升至200/120mmHg左右。但这都是正常的，过后血压则会下降至正常范围。病理性的高血压，是在静止状态下也高。

人类进化来自于原始海洋中的单细胞动物，原始海洋中的盐分约占0.9%，人体的体液保留了这种原始的记忆，也在0.9%左右，所以我们输液时生理盐水中的盐分也是0.9%左右。原始海洋中有潮汐，人体中相应地也保持着一个潮汐。这个潮汐有三个层次，是一个复杂的潮汐。

第一层，最主要的以天为单位，追踪太阳的日照情况，其实是人体追踪地球自转的一个潮汐，表现为早上潮升，中午潮高，下午潮落，夜间入低潮。

第二层，潮汐追踪月亮的变化，以月为单位，望月潮升，朔月潮落，月满高潮，月晦低潮。月经周期全世界的女性都几乎相同，均是 28～30 日为一个周期，主要就是追踪月亮轨迹引起的人体潮汐变化的一个体现。在治疗不孕症时，特别重要的就是将月经周期调整到 28～30 天，并且最佳状态是月满来潮，则女性最容易怀孕。

第三层，潮汐追踪太阳的变化，以年为单位。春则潮升，秋则潮落，夏则潮满，冬则潮低。人类的春喜、秋悲、冬困、夏旺都是这一潮汐的体现。人体春、夏、秋、冬的体液有变化，但不是很明显。动物则更明显一点，动物春天发情、冬天休眠，都是这一变化的体现。

那么，人体的这种潮汐变化是依靠什么脏器在调节呢？肝脏。肝脏在一天的运行中最能体现这一变化规律。肝脏在早晨开始释放血液，释放肝糖原，此时动脉中的血液渐多，这称之为涨潮；肝脏在中午将最大比例的肝血输送入血液循环中，此时为潮满；下午血液开始回肝，此时为落潮；深夜肝血最多，循环的血液最少，此时为低潮。

人在一月中，肝血也会变化，尽随月之望、朔、满、晦而变。

人在一年中，肝血也有涨落，尽随季之春、夏、秋、冬而变。

人的这种潮汐控制主要由肝脏处理，这种调控能力就是真阴，这种能力缺少了，就是真阴虚了。

当这种潮汐变化不和谐、不平衡了，人体就进入了疾病、衰退的过程中。比如，半夜血不归肝，则人不能静止下来，开始失眠了。半夜，肝血突然释放，则人自醒，多在 3:00 左右，此为肝胆的入门时辰。清晨，肝血、肝糖原释放太过，则人的血糖就升高了，久之则成糖尿病。血久不归肝，则血压升高，久之成为高血压。肝血瘀滞不出，则人多晦暗、抑郁，躁郁症则发作。久瘀不畅，则胃血不能顺利入肝，久之易患胃病，脾胃不和，消化不良，这就是"见肝之病，知肝传脾"的道理。当然，肝血的不和谐可以引起很多病，这里仅举几例。

2. 肝中之阳——胆经的变化规律

肝之表是为胆，肝经之表是为胆经。肝经为厥阴，胆经为少阳，少阳为阴中之阳，所以，少阳为肝中之阳。

《黄帝内经》云："胆为十二经之先，胆经一动，十二经俱动。"这是什么意思？从生理解剖学的角度，相对应的胆经是什么结构？有什么功能呢？

首先，现代人对经络有误解，认为是一种身体上存在的结构或组织，其实是相当大的错误。这种由西医学者对中医经络学产生的误解，导致了整个中医发展误入了歧途，中国花了60年时间，消耗了几十亿人民币，在人体上寻找经络系统，结果一无所获。全世界范围内，韩国、日本、美国、德国也花了十几亿美元寻找经络系统的解剖生理结构、组织，几十年过去了，什么也没找到。经络是什么，篇幅主题所限，我在这里就不再展开了，但现代的主流医学误解了经络，甚至连带着大部分的中医也误解了经络，这是事实，也是中医的悲剧。

胆经所主要控制的一个生理结构是肝脏的动脉系统。当人体最静止之时，是夜间3：00，此时是丑寅相交之时，一入寅时，胆经方动，胆经一动，肝动脉就开始进入兴奋状态。当这个动脉系统开始兴奋时，肝中的血液循环开始加快，肝中的大量静脉血开始流出肝脏，进入腹主静脉，随后升入心脏中，肝血一入心，心脏就必须加快跳动，加大压力，使血流入肺中受氧，之后流布全身，全身的动脉系统就活跃起来了，随之全身的器官功能就开始活跃了。当全身器官开始受血之后，则阳气渐升，阴气渐降，人开始苏醒过来，开始起床、盥洗，胃开始有饥饿感，则胃经动了，饮食入胃，大便排出，人体的能量迅速上升。这就是"胆为十二经之先，胆经一动，全身俱动"的道理。

按这个原理，我们可以有效地调节肝经、胆经失衡引起的疾病。如果胆气太弱引起了疾病，我们对胆经用针灸、推拿之法，用入胆经之中药升之补之，则肝血出多入少，血出入更快，人则更易兴奋，可战胜抑郁症、躁郁症，治疗胃脾胀满、消化不良、肝气横逆之疾。如果胆气太强引起了疾病，我们就降之泻之，则肝血出少入多，出入更慢，人则更平静，可医治失眠、头痛、易怒、胸痛、心动过速、血压上升等疾。而如果肝胆气不和，变化无常引起了疾病，我们就和之养之，则人体柔和，身体发肤得阳血滋养，目明亮，皮肤光滑柔润。失之，则毛发干焦，皮肤鱼鳞甲错，目涩干酸，口苦咽干，于妇女甚而月经不调，面生黄斑。

3. 生物钟——以胆经开始

人体有一个生物钟，而这个生物钟以胆经开始。早自《黄帝内经》，就有这方面的记载。但经两千余年到如今，中医知识不进反退，连这个生物钟也弄错了，实在可惜。更有甚者，自居于解读《黄帝内经》之人都公然反对有任何中医的生物钟、时刻表，实愚蠢至极。所以，我重新考证了《河图·洛书》之数，将这个地支十二时辰对应人体十二经络的时刻表做了修订。

胆经为先，是因为胆经为十二经之先，胆经一动，全身方动。胆经主 3：00～5：00。胆经之后是肝经，主 5：00～7：00。之后是胃经，主 7：00～9：00。之后是心经，主 9：00～11：00。之后是心包经，主 11：00～13：00。之后是脾经，主 13：00～15：00。之后是三焦经，主 15：00～17：00。之后是肺经，主 17：00～19：00。之后是小肠经，主 19：00～21：00。之后是肾经，主 21：00～23：00。之后是膀胱经，主 23：00～1：00。之后是大肠经，主 1：00～3：00。

为什么这样排列呢？

古人的地支数其实就是按河洛之数所设，河洛之数就是天道之数，合天道则对，不合天道则错。地支数有阴阳五行之分，即寅、卯、辰、巳、午、未、申、酉、戌、亥、子、丑（图 4-4）。

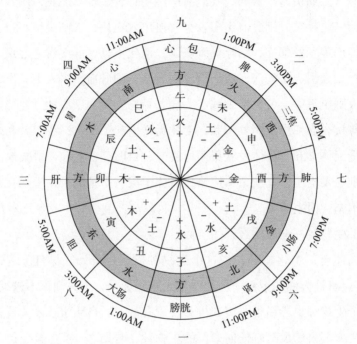

图 4-4　循天道重订子午流注十二地支配经络脏腑图

寅卯属木，为东方，为春，为 3:00 ～ 7:00，为胆、肝。

巳午属火，为南方，为夏，为 9:00 ～ 13:00，为心、心包。

申酉属金，为西方，为秋，为 15:00 ～ 21:00，为三焦、肺。

亥子属水，为北方，为冬，为 21:00 ～ 1:00，为肾、膀胱。

辰戌丑未属土，为中央，不主时，各寄时 18 日，为胃、小肠、大肠、脾。

阳为腑，寅、午、申、子为腑，为胆、心包、三焦、膀胱。

阴为脏，卯、巳、酉、亥为脏，为肝、心、肺、肾。

辰、戌、丑、未，为中央土，于四季各寄时 18 日之所在，为收存四季之气之墓库，为四库之地。

辰为水库，胃为大海，以灌四旁，辰在土中之四库，主藏水，早上胃先受物，胃气先动，故辰为胃。

戌为火库，小肠与心互为表里，为火府，主热，全身小肠温度最高，戌为火库，故戌为小肠之时辰。

丑为金库，大肠与肺互为表里，为金府，秉金气，大肠秉下降之气，主排泄。金气主降，主肃杀，大肠是在人体深睡时工作的器官，早上排便，实为大肠深夜工作之成绩，故丑为大肠之时辰。

未为木库，为长夏，长夏主脾，脾气主升，胃气主降，一升一降，气机方顺通。木主升，脾秉木气，也主升，故未时为脾之时辰。

三、第三条：肺衰之路

肺衰这种人体衰退形式，在中医典籍和历史中较少提及，在西方也是近十几年才重视的一个人体衰退的大问题。西方对肺衰的病名定义为睡眠中呼吸中断症（sleepapnea）。这主要是得益于现代的统计学分析，从统计数字中我们发现，肺衰引起的心脏病、中风的比例相当惊人。但西方的视角从原因到治疗都不同于我的研究，西方主要将这种病的原因归纳为呼吸道狭窄和阻塞，而治疗也主要针对这方面的问题，主张手术治疗。将阻塞物切除，或将呼吸管道加宽——这还是停留在一种物理角度的病因病理分析方法上，从临床上看效果很有限。第二种治疗方法就是睡觉时佩戴辅助呼吸的器材。但这都不算是真正的康复，其结果是让肺衰的病患越来越依赖呼吸加压器，疾病的原因并没有得以治疗，人体的衰退还是继续进行着。

肺脏衰退有三个过程：肺虚、肺衰、肺竭。肺虚、肺衰的症状和表现其实很好判断。

（一）肺虚

打呼噜是肺虚的最主要表现。只要见到人打呼噜，多可判断此人属肺虚。打呼噜声越大，说明此人肺越虚。人过了四十之后，打呼噜的比率很高，说明肺虚的比率会随年龄的增大而增高。但出生不久的小孩也会有一定比率的打呼噜现象，说明该小孩肺脏独虚，这样的孩子长大成年后也容易早夭猝死。

（二）肺衰

肺虚日久不加医治，就会进入肺衰。肺衰的表现是打呼噜的过程中会一时间停止呼吸，也叫呼吸中断症，进入此阶段就有猝死的危险了。由于人体的脑干上有一个生命紧急警报系统，每当人类在睡眠中进入这种停止呼吸的状态时，这一系统就会紧急启动，让人苏醒过来。即使人类有这一紧急警报系统存在，肺衰这一阶段也不可能长久维持，总有一天这一系统在成功地启动了上万次甚至几十万次后，有一次失灵，而这一次就是这个人在夜间猝死的时候。即使人在肺衰的过程中并未死于夜间的呼吸中断，也可能会死于随后几年的由肺衰引发的并发症里。肺衰——夜间的这种呼吸中断，给人体带来的损害是巨大的。

（三）肺竭

肺衰的同时引起了其他脏器的衰退，进而引起死亡，就是肺竭的阶段了。

1.肺衰可以引起心衰

由于肺衰的原因，人体在夜间无法得到足够的氧气供给，最直接的后果就是心肌在夜间长时间缺氧，严重地损害了心脏的健康，造成心衰，也就是心脏病的产生。当心、肺两衰时，心脏和肺部的血液循环都会出现问题。而这种问题会产生恶性循环，也就是说，肺部的血液循环障碍会造成心脏的血液循环障碍，而心脏的血液循环障碍反过来会造成更严重的肺部血液循环障碍。这样恶性循环下去，就会出现肺心病，中医称心肺两衰，此时已离死亡不远了。

2.肺衰可以引起严重的睡眠障碍和高血压

由于肺衰的原因，这种在夜间的呼吸中断引发了人体脑干紧急警报系统的启动，使人在夜间突然惊醒，虽然人还可以继续入睡，但当肺衰严重时，人体在夜间可以有十几、几十甚至上百次的呼吸中断发生，也就有几十、上百次的突然惊醒发生，这样就造成了严重的失眠，再强的安眠药都无济于事。这样又引起连锁反应，由于严重的失眠，干扰了人体正常血液的回流循环，使作息时间发生紊乱，又造成真阴虚，之后就是高血压的发生，甚至是急性高血压的发生，会使肺衰的人寿命大大缩短。也就是说，肺衰与真阴衰同时发生了，寿命大大减少。

第五节　五畜五脏补益之法

对于五脏的衰退，从饮食养生方面可以有针对性地进行补益。而饮食繁复，民众多不知如何下手。自古中国人的补益观念多注重植物草本，这主要是由于中国本土农业文明天生对肉类有一定的排斥。其实，古代医学家早就看出来以植物养生之弊。清代名医叶天士就一语道出原委："夫经血皆有形，以草木无情之物为补益，声气必不相应。"

按《黄帝内经》原理，我推导出一套肉类补益五脏的养生方法。选用肉类来做养生的主要材料，主要有以下几点原因：

其一，肉类取用简便，只有十几种而已，常吃的也就五种之内。本就是平常食用之物，不会增加养生之成本。

其二，对于肉类，民众极熟悉，并非不寻常之物，使用放心。人类食用肉类已经有上百万年的历史了，其副作用我们基本上都非常了解。我在临床实践当中也确实发现，饮食补益方面千万不能追求新奇、怪异之品，往往有很多副作用我们并不清楚。

其三，肉类作用强烈。据我的研究，越是经常食用的食物，对我们的身体影响越大，补益作用越强烈，重要的是我们怎样使用而已。

【使用方法】

时间

使用五畜肉类补益法时，肉类一定要在早晨7:00～9:00之间食用，全天其他时间都不宜再食用肉类，这样方有补益之功而无副作用。使用此法后，一般人食入肉类的分量反而会减少。

分量

肉类食用的分量，以每个人的具体情况而定，以150～500克为好，我不主张吃太多。分量的把握要看个人的智慧，太多就是过，太少就是不及，都不能起到良好的效果。这个要每个人慢慢体验，目的是要达到下午1:00前不会觉得饥饿。

烹饪方法

关于肉类的烹饪方法，我主张只用水火，而不用油脂煎炒。阳虚畏寒怕冷的人可多用火，比如火烤、烘、泥炉焖烤、铁板烧、平底锅干煎等。越是见火，肉类的阳气越足，但也要把握度，不要适得其反。阴虚体热之人，适合用水，比如涮、氽、炖、煮等，但红烧卤味是不可以的，那样已经把五畜肉类的性质都改变了。

选取的部位

羊肉、牛肉、猪肉、鸡肉、马肉（驴肉），尽量选取里脊的部位方好，其他特殊养生方法再选用特殊部位便可。

肉的种类越单纯越好

每人每日最好只选取一样肉类补益气血，用专方能气宏。最少连服两日方好。这样，平常人3天后就能体会到能量开始增强了，一般会增强30%～50%。这是我多年的体会。

以下是对五种肉类的具体介绍。

一、羊肉

羊肉，是历代医家使用频率最高的食疗肉类原料之一。东汉大医学家张仲景，用羊肉来治疗流行性病毒性疾病，如感冒、伤寒引起的人体抵抗力下降、虚损、倦怠、乏力等。南北朝名医胡洽用羊肉来治疗妇科病。隋炀帝时期大医家巢元方，曾用羊肉食疗法治好了麻叔谋大总管的心脏病。史书上记载，巢元方建议说：风入腠理，病在胸臆，须用嫩肥羊肉蒸熟，再掺药食之。果然，正如巢元方所说，药还未吃完，麻叔谋的心脏病就好了。"金元四大家"之一的李东垣，更盛赞羊肉是肉中的人参。李东垣讲：羊肉有形之物，能补有形肌肉之气。故曰："补可去弱，人参之属。人参补气，羊肉补形。凡味同羊肉者，皆补血虚，盖阳生则阴长也。"

不仅中国人对羊肉盛赞有加，西方人也对羊肉情有独钟。犹太人是对食物最挑剔的民族之一，但早在旧约圣经中就记载，羊肉是最圣洁的食物。不仅如此，世界几大宗教（天主教、基督教、伊斯兰教）都认为羊肉是最纯洁、最健康的食物。这应该不是没有原因的吧。

羊有山羊、绵羊之分，性质以绵羊肉更热一点，临床使用起来更有效果。

古代羊的种类很多，名称也很复杂，又叫"羝""羯"。从字面上来看，这两个字也是中国西北地区少数民族的名字。羝、羯都是羌族的分支，羌族的"羌"字也从"羊"字而来。这些少数民族的族名中含有羊的成分不是没有原因的，世界上最古老的山羊之中的多个品种正是他们首先驯化的。但绵羊却不是中国出产，世界上最早的驯化绵羊出现在西亚地区。中国最早的绵羊，应该是在周朝前期由草原上的游牧民族从中亚地区引进的，渐渐才为中原人所熟悉。唐朝时期，由于统治阶层有比较多的胡人血统，所以曾经很流行吃绵羊肉。北地无角羊、秦晋夏羊、西域大尾羊，都是绵羊的别称。但直到明朝，中国人仍然主要吃山羊肉，这在《本草纲目》中有明确的记载。

这样推论，《黄帝内经》、张仲景《金匮要略》、胡洽大羊肉汤中的羊肉，所用的都是山羊肉。山羊肉又以青色的公山羊肉为上。从我自己的临床经验来看，其实绵羊肉的效果也相当好，甚至好于山羊肉，这也可能是水土的原因所致。因为即使是山羊肉，《本草纲目》的记载也是以河西的为好，即黄河以西，现在的中国甘、陕、晋一带，并且以青色公羊肉为好。西北的山羊一驱赶到南方一两年就"少味而发疾，不中食"了起来。在加州，我使用的羊肉主要是本地的山羊肉和新西兰出产的绵羊肉，相较之下，新西兰的绵羊肉更胜一筹。也许甘肃、陕西、山西的山羊肉更好，但我从来没有使用过，无资格比较。

其实，山羊与绵羊还是有较大区别的。从生物学角度看，山羊属于牛科，而绵羊属于羊科，分属不同的科属，应该会有一些不同。山羊肉的脂肪含量较绵羊肉的少。绵羊肉和山羊肉都是偏温热的，而绵羊肉更热一点。从这一点上来看，绵羊肉更接近《黄帝内经》中的归属，火行，入心脏，这在《黄帝内经》中的定位应该是五种肉类中最热的。

山羊肉中含有一种 4- 甲基辛酸的脂肪酸。这种脂肪酸挥发后会产生一种特殊的膻味，即山羊肉膻味的来源。从口感上来讲，绵羊肉更好吃，这是由于绵羊肉的脂肪含量比山羊肉更高，所以绵羊肉吃起来更细腻。

中医历代名家使用羊肉的方法：

（一）当归羊肉汤（汉代张仲景《金匮要略》）

肥羊肉一斤，水一斗，煮汁八升，入当归五两，黄芪八两，生姜六两。煮取二升，分四次服用。此方主要是治两种病，一是病毒性感冒后的身体虚弱、倦怠、消瘦、抵抗力下降；二是妇女产后受风寒引起的腹部肿胀疼痛。

（二）大羊肉汤（南北朝时期胡洽《胡洽百病方》）

羊肉一斤，当归、芍药、甘草各七钱半，用一斗水煮肉，取七升，入诸药，煮成二升服用。此方可以治疗产后腹部剧痛及产后大虚。

（三）产后带下方

羊肉二斤，香豆豉、大蒜各三升，水一斗三升，煮成五升，纳酥油一升，再煮成三升，分三次温服即可。

（四）崩中垂死方

肥羊肉三斤，水二斗，煮成一斗三升，再加生地黄汁二升，干姜、当归各三两，煮成三升，分四次服用。羊肉对妇女生产时的大出血也有一定的治疗作用。方中起主要作用的就是羊肉。

古人的这些含羊肉的方子，主要作用集中在治疗妇科疾病方面。这主要是因为羊肉属火，性热，虽然在五脏中属心。但正是如此，心主血脉，再加上羊肉性热，才可以温煦胞宫的血脉。胞宫属肾，胞宫血气不足则容易寒气入内，寒凝血脉，则妇人发病，或痛，或经血不调，现代人则是容易患子宫肌瘤等病。古人因为多生养，子宫肌瘤的发病率要小得多。心和肾，一个属火，一个属水，水火相济，则心肾两脏俱安，肾脏附属的胞宫也就不会发病。肾病虚寒则用养心火的羊肉来治疗，这才是古人的思辨方法，而不是得了肾病就一定用五脏属肾的猪肉来补益。

羊之所以列为上品，不仅仅是因为羊肉可以入药治疗妇科病，羊的五脏也是可以入药治疗人的五脏疾病的。也就是说，心病则用羊心，肾病则用羊肾，肺病则用羊肺，甚至胃病可用羊胃来入药。《本草纲目》记载一方用羊胃入药，治疗胃中水饮病：羊胃一枚，白术一升，水煮九升，分九次服用，一般三次就可痊愈。不仅如此，头痛、记忆力减退等脑病，则可用羊脑入药；尿频、小便失禁，则可用羊的膀胱入药，都可以取得相应的效果。总之，羊的一身都是药，是中医理论中以形补形、以脏补脏的主要取材畜类。

以我个人的经验，我是在内蒙古长大的，小时候就观察到，羊肉是最不容易腐败的肉类，一般即使在夏天，将羊肉悬挂在通风的铁皮屋子内，两个星期也不会腐败，而牛肉的极限是一个星期，猪肉只能放三四天。

羊肉的烹饪方法：羊肉性热，所以欲取其热，可以烤来吃，增加它的火性，用来祛寒止痛；欲取其血，则煮来吃；加姜则入胃，治疗胃病；加小茴香则入胞宫，治疗妇科病；加花椒则可以止汗，祛皮表的寒气，同时散内里的寒气；加葱则可以入肺，治疗肺病。

一般来讲，羊腿肉味道较苦，在中医性味分类中更属火，属心，所以一般我在临床上主要用羊腿肉来入药，治疗寒性的疾病。羊肩上的肉味道较甜，可以用来补血，以阳补阴，阳升则阴长。以上是羊肉不同部位的不同用法。羊肉的营养成分见表4-1：

表4-1 羊肉的营养成分（每百克成分）

维生素 E（毫克）	维生素 K（毫克）	胡萝卜素（毫克）	叶酸（毫克）	泛酸（毫克）	烟酸（毫克）
0.31	6	—	1	0.72	5.2

二、牛肉

牛，在中国古代是牛科中不同种和不同属家畜的统称，通常指黄牛或普通牛和水牛，也包括牦牛等。

普通牛的驯化，距今至少已有6000年的历史，草原地区可能更早。长期的定向选择以黄色为主（见《礼记檀弓上》），牛角也逐渐变短。到春秋、战国时期，已出现优秀的牛种。现代著名的秦川牛，源于唐代，毛色以红色为主。水牛在中国南方驯化较早。浙江余姚河姆渡和桐乡罗家角两处文化遗址的水牛遗骸，证明在约7000年前的中国东南滨海或沼泽地带，野水牛已开始被驯化。牦牛由野牦牛驯化而来。古代用牦牛尾毛制成的饰物称旄，常用作旌旗、枪矛和帽上的饰品。《荀子·王制》说："西海则有皮革文旄焉，然而中国得而用之。"这也就说明，先秦时期牦牛产品已成为与西部地区商品交换的内容之一。《吕氏春秋》中称"肉之美者，坫牦象之肉"，说明牦牛自古也供肉用。

我们这里说的主要是黄牛；水牛肉性平，补益的作用不大；而牦牛肉性热，补益作用很强，对高原反应有一定疗效，但来源困难，性味也不是很清楚，故不选用。

牛肉在中医史中使用较晚，其巨大功能直到金元时期方被发现。牛肉味道发甜，性温暖，可以补气，在《黄帝内经》时期对牛肉属脾、属土就已经非常确定了，两千多年来并无争议，但它的使用方法直到金元时期，方由朱丹溪推广出来。而这个方法的由来还颇具传奇色彩，相传是由一个西域异人传授的，叫"倒仓法"，在中医的食疗史上有着重要地位。

"倒仓法"发明人——西域不知名异人，整理人朱丹溪。

论曰：肠胃为积谷之室，故谓之为仓。倒者，推陈出新也。胃属土，受物而不能自运。七情五味，有伤中宫，停痰积血，互相纠缠。发为痈疽，为劳瘵，为蛊胀，成形成质，为窠为臼，以生百病而中宫衍和，自非丸散能去也。

其法：用黄肥牡牛肉二十斤，长流水煮成糜，去滓，滤其液，再熬成琥珀色收之。每饮一盅，随饮至数十盅，寒月温饮。病在上则令吐之，在下则令利，在中则令吐而利，在人活变。睡二日，乃食淡粥。养半月，既精神强健，沉疴悉亡也。盖牛，坤土也，黄，土色也，以顺德配乾牡之用也。肉者胃之药也，熟而为液，无形之物也。能由肠胃而透肌肤，毛窍爪甲，无所不到。在表者因吐而得汗，在清道者自吐而去，在浊道者自利而除。有如洪水泛涨，浮槎陈朽顺流而去，盎然涣然，润泽枯槁，而有精爽之乐。牛肉本补脾胃之物，非吐下药也，特饮之既满而溢尔。借补而泻，故病去而胃得补，奇法也。但病非肠胃者，似难施之。

朱丹溪的这个倒仓法看来是个大工程，前后需要半个月。人的肠胃像是一个粮仓，用久了会有很多积涩，也就是积压的陈粮、霉变等物，久了会引起很多疾病，一般的药没办法彻底清理这个仓库。这个"倒仓法"就是为了彻底清理肠胃积垢而设的一种食疗法。方法是：用黄牛肉煮烂成糜状，过滤出汁液，再煮成琥珀色的液体，用时慢慢饮，从一杯一直饮到十几杯，直到吐或泻为止，经过这样的吐泻就会将身体中的积垢清理出去，再养十几天就好了。这个方法我没用过，也未听说谁用过，但是从中可以考察出牛肉对肠胃病是非常有用的——自古牛肉入脾脏，可健运脾胃。掌握了这一点，就为食疗的取材奠定了基础。五行五脏补益食疗法就是以此为基础的。

不仅牛肉可以补脾胃，牛奶也有一定的补益作用。《本草纲目》记载，牛奶补虚羸，养心肺，解热毒，润皮肤等。《本草纲目》还记载了一则用牛奶治疗痢疾的故事。史书记载，唐太宗李世民得了痢疾，众医束手无策，于是下诏书访问民间药方。一个名张宝藏的伍长，献了一个验方，用牛奶和荜茇同煮，太宗服用后立即痊愈。太宗宣旨赐五品官，魏征故意为难，过了一个月也未发公文。碰巧太宗又复发了，于是又用同方，服后立愈，太宗因此问左右，进方的人有功，授了什么官。魏征回答："不知要授文官还是武官，所以还没办妥。"太宗大怒："我管得宰相，我还不如你吗？"命授三品文官。张宝藏的方子很简单，只是用牛奶半斤，荜茇三钱，同煮成一半，空腹时温服。张宝藏就是因为这样一个简单的食疗方，得了一个三品官。

以牛来讲，牛的脾非常有用，牛在五脏归属中本就归脾脏，牛的脾脏就更近人的脾脏了，所以在以脏补脏中，牛的脾专补人的脾。再回到前面所讲的，中医的脾百年前被错误地翻译成了胰脏，所以也就是说，牛的脾也补胰脏，对糖尿病在内的胰腺疾病都有很好的作用。不仅牛脾，牛肉也是一味补脾的极好材料，对于脾衰引起的疾病都有很好的疗效。牛肉专司补脾，脾胃健旺则一身正气不衰；而脾衰则百病丛生。从这个角度来看，牛肉大有补益作用，但并不是吃得越多越好。补益有方法，这就是食疗天道。

从牛肉的性味来看，在食疗上，一般选择脊椎两旁或者肩部的肉为佳。因为这个部位的肉味道较其他部位更甜，甜则属土，脾脏也属土，所以补脾以此为佳。Rib（牛肋眼肉）、Short Loin（前腰肉）、Sir Loin（西冷）都是正确的选择。

牛肉营养丰富，美味宜人，所含的蛋白质比猪肉高一倍，且维生素含量较高，并含有人体所需的十二种氨基酸，而脂肪、胆固醇含量较低。因此，牛肉很适合肥胖、糖尿病、高血压、冠心病、血管硬化等脾衰类型的患者食用。但是，牛肉是一种发物，对于皮肤病、慢性炎症、肾衰退的患者，还是要小心为妙，免得病情加重。牛肉的营养成分见表4-2：

表 4-2 牛肉的营养成分（每百克成分）

矿物质	钙（毫克）	铁（毫克）	磷（毫克）	钾（毫克）	钠（毫克）	铜（毫克）	锌（毫克）	镁（毫克）	硒（毫克）	锰（毫克）
	9	2.8	172	284	53.6	0.16	3.72	21	10.55	0.04
三大营养素	蛋白质（克）			脂肪（克）			碳水化合物（克）			
	20.2			2.3			1.2			
维生素	维生素 A（毫克）	维生素 B_1（毫克）	维生素 B_2（毫克）	维生素 B_6（毫克）	维生素 B_{12}（毫克）	维生素 D（毫克）	维生素 E（毫克）			
	6	0.07	0.13	0.38	0.8	243	0.35			

三、猪肉

猪，古称"豚""亥"。猪是中国人最先驯化的，这应该没什么疑问，并对中国文化有很重要的影响。红山文化有猪首龙玉器出土，河姆渡文化有陶猪出土，凌家滩甚至有八十公斤重的玉猪出土，仰韶、良渚文化都有有关猪的文物出土。而猪的骨骼残骸，在中国的几乎所有文化圈都有发现，可以说明中国的猪，是在不同地点不同时期分别被驯化的。猪生性温顺，繁殖快，多产，出肉率高，杂食，好饲养，生病少。正是由于有这样的优势，猪的驯养令中国人在六七千年前就进入了定居畜牧时期，为中国人的文化积淀提供了足够的蛋白质基础。在荒唐的明朝皇帝武宗朱厚照颁行荒唐的"禁猪令"前，中国应该有300多种不同的猪种，占世界猪种的80%左右。即使如此，武宗死后，中国本部地区的猪种已荡然无存，幸亏中国幅员辽阔，到如今应该仍有近百种猪种。世界上的很多著名猪种都有中国猪种的血统，比如英国的名猪约克夏，就是英国本土猪种与广东猪种杂交的品种。

猪肉，味道鲜美，是中国人最常食用的肉类之一。但中国的医学家，自古就认为猪肉不算是好肉，不建议多吃。南北朝时期的名医陶弘景讲："猪为用最多，惟肉不宜多食，令人暴肥，盖虚肌所致也。"唐代大医学家孙思邈讲："凡猪肉久食，令人少子精，发宿病。豚肉久食，令人遍体筋肉碎痛乏气。"《本草别录》讲："凡猪肉能闭血脉，弱筋骨，虚人肌，不可久食，病人金疮者尤甚。"从这些古人的意见来看，猪肉吃多了，主要是会令人体力变弱，容易肥胖，气血、筋骨虚弱。但这是讲多食，一般日常饮食每日三两左右应该是没问题的，但常年多吃确实对身体不利。从成分上来讲，猪肉较牛肉的脂肪含量高3倍，较羊肉的脂肪含量高2倍，如果是猪蹄的话，甚至较牛肉高10倍，较羊肉高7倍，实在是相当的高，怪不得古人从日常生活中观察到，多吃猪肉会令人虚胖，大动风痰。又由于猪肉属性偏凉，所以多食或冷食还会令人容易引起肠胃胀满、腹胀、腹泻的症状，所以一般来讲，肠胃较虚弱的人尽量少吃猪肉，身体虚胖的人、中风患者、体力虚弱者也要少吃猪肉。

吃猪肉要扬长避短，看怎么吃法，纯的瘦猪肉中含的脂肪比牛肉、羊肉的都要低，甚至比去皮的鸡肉所含的脂肪都要低，比如猪的里脊肉就很瘦。猪肉正是因为其性凉，才可以养阴，而且是养肾阴，所以猪肉也有其独特的作用。我在临床上用到猪肉，主要是用猪的里脊肉和猪蹄来入药。

现代人讲"补肾"，一般是讲壮肾阳，食用一些较热的、阳性的食物或药材；而古人讲的"养肾"，指的其实是养肾阴——这是今人和古人对阴阳理解的偏差。古人认为，肾脏是主水的，而水又是至阴，人的一身真阴藏于肾，养肾首先需养肾阴。肾阴一虚，人的一身真阴就开始受损，人的真阴一虚，则会开始变生百病，一般常见的病有高血压、失眠、耳聋、健忘、头痛、青光眼、脱发、牙龈萎缩、落齿、盗汗、皮肤长斑、变差、干燥等，如此这般，人也就开始快速衰老了。中医认为，真阴虚和脾虚，是人体衰老的两个主要原因。一个是先天之本，一个是后天之本，对人体都很重要。而现代人认为的补肾，就是壮肾阳，是以性功能为着眼点的，这其实是对中医的一个误读。肾是以阴为主的，当然，中医讲阴阳互根，阴阳无限可分，肾也有阴阳之分。但在五脏中，相对于心的火脏，肾的角色、功能主要还是阴这一部分，而肾中的阳主要还是用来护卫肾阴的，正像心阴主要是用来护卫、制约心阳不要太过一样，肾阳也是用来制约肾阴不要太强的。阴阳观是中医的基础，也是最难理解的一部分。

猪蹄，古人主要是用来下乳的。《外台秘要》记载，妇人无乳，可以用母猪蹄一具，水二斗，加通草六分，同煮成一斗，去蹄，再加土瓜根、漏芦各三两，再煮成六升，加葱、豆豉一同食之，得微汗即可来乳，未通再服。这种通乳的方法在中国很多地方现在还在使用，而且效果也很好。另外，《外台秘要》也认为猪蹄有一定的消炎作用，可以预防乳痈、乳发，也就是乳腺炎。这和现代的研究不谋而合，即现代研究发现猪蹄有一定的抗凝血、抗炎作用。但中国台湾、福建地区的传统做法是用猪蹄与花生一起煮，这样正好抵消了猪蹄的抗凝血、抗炎作用，因为花生正好有止血的作用，花生衣则更强，中医一般用来治疗皮下出血，如血小板性紫癜，而花生仁又是性热之品，易引起过敏、发炎。

猪蹄还是一味美容食品，含有丰富的蛋白质和脂肪，其中的蛋白质主要是胶原蛋白，其脂肪也不含胆固醇。现代医学发现，胶原蛋白缺乏是人体衰老的重要原因，猪蹄能治疗皮肤由于缺乏胶原蛋白而引起的干瘪、起皱，增强皮肤的弹性、韧性，对延缓衰老和促进儿童生长发育都有很大的意义。老年人肌体细胞的蛋白质和水结合后会形成一个"水结区"，从而影响细胞的可塑性，进而导致脏器的萎缩，降低弹性。猪蹄中的胶原蛋白能改变这种状态。猪蹄中含有大量的胶原蛋白，在烹调的过程中可以转化成明胶。明胶具有网状结构，能结合许多水分子，增强细胞的生理代谢，有效改善机体的生理功能和皮肤组织细胞的储水功能，因而使细胞得到滋润，保持湿润状态，延缓皮肤和机体的衰老。但猪蹄的脂肪含量毕竟很高，所以患有心血管疾病、肝胆疾病、高血压的人及肠胃消化功能较差的人尽量少吃为妙。

值得一提的是，猪血也有很高的价值。猪血性平，味咸，有养血解毒的作用。猪血中含铁量非常高，每百克猪血含铁45毫克，而且是以血红素铁的形式存在的，易被人体吸收，对生长发育中的儿童、怀孕中的妇女来说，多吃一些猪血有防治缺铁性贫血的作用。猪血中含有微量元素钴，对恶性贫血有一定的防治作用，并可以抑制肿瘤的生长。猪血还具有利肠通便的作用，其血浆蛋白经人的胃酸和消化酶的分解后，会产生一种可解毒、滑肠的物质。这种物质可清除肠腔内的沉渣浊垢，对尘埃及金属微粒等有害物质有净化作用，因此有"人类肠道清道夫"的称号。猪血在中医的应用上，也常被用来解胃肠道的急性中毒，方法是用新鲜的猪血直接灌入病人的口内。但特别要提醒一点，猪血含的胆固醇较高，食用过多会增加血中的胆固醇含量。

猪肉的营养成分见表4-3：

表4-3　猪肉的营养成分（每百克成分）

矿物质	钙（毫克）	铁（毫克）	磷（毫克）	钾（毫克）	钠（毫克）	镁（毫克）	锌（毫克）	铜（毫克）	硒（毫克）	锰（毫克）
	33	1.1	33	54	101	5	1.14	0.09	5.85	0.01

维生素	维生素 A（毫克）	维生素 B_1（毫克）	维生素 B_2（毫克）	维生素 B_6（毫克）	维生素 B_{12}（毫克）	维生素 C（毫克）	维生素 D（毫克）
	3	0.05	0.1	0.02	0.4	—	182
	维生素 E（毫克）	维生素 K（毫克）	维生素 P（毫克）	叶酸（毫克）	泛酸（毫克）	烟酸（毫克）	
	0.01	1	—	1	0.7	1.5	

四、鸡肉

人类养鸡的最早有史记录是公元前8000年（旧石器时代）的越南，然后，中国、印度、埃及、古希腊、古罗马相继出现鸡的驯养。在我国，长江流域的屈家岭人类遗址（新石器时代）中，曾发掘有陶鸡，说明早在公元前三四千年，家鸡就已普及华夏了。家鸡的祖先是美丽的野鸡，一类叫原鸡的鸡形目雉科动物。中国有雉科动物王国（即"野鸡王国"）的美称，其实鸡的起源应该是多元的。《本草纲目》中记载，鸡在中国的种类颇多；朝鲜有一种长尾鸡，尾长三尺；辽阳有一种食鸡，一种角鸡；越南有一种长鸣鸡，昼夜啼叫；海南有一种潮鸡，潮至则叫……据其记载，各种怪鸡便有八九种。波斯及美索不达米亚是公元前600年、英国是公元前100年才出现禽类饲养的。人类畜养的家鸡曾达200种之多，现在多已失传或绝种，目前还有70多个品种。家鸡不仅品种多，而且称得上是世界上数量最多的驯化了的鸟，全球总数在100亿只以上，只要是有人的地方，就会有鸡。可以说，在地球上的所有鸟类中，鸡在人类进化史上是立下汗马功劳的。

鸡者，吉也。鸡司晨报晓，便成了划分阴阳两界，送走黑暗，迎接光明的"阳鸟""天鸡"，是吉祥的化身！司晨报晓有天鸡，以鸡煞鬼，除秽驱邪，也是鸡在民俗中的重要角色。中国历史上也称鸡为"德禽"。《尔雅翼》中说鸡有五德："首戴冠者，文也；足博距者，武也；敌前敢斗者，勇也；得食相告者，仁也；鸣不失时者，信也。"高卢鸡，拉丁词 *"gallus"*，由于语义上的巧合，既有"公鸡"之意，又可指代"高卢人"。公鸡由此被视为法兰西民族先祖的图腾，成了法国的象征，代表着法兰西民族的战斗精神。

关于鸡的中医古方，有名的主要有两个，最古老的是《黄帝内经》中的"鸡矢醴"。此方看上去有点怪异，其实有很深的道理。

《素问·腹中论》说："黄帝问曰：有病心腹满，旦食则不能暮食，此为何病？岐伯对曰：名为鼓胀。帝曰：治之奈何？岐伯曰：治之以鸡矢醴，一剂知，二剂已。"矢，同屎。

《本草纲目》说："（鸡）屎白，气味微寒，无毒。"鼓胀生于湿热，亦有因积滞而形成的。鸡屎能下利消积，通利大小便，故治鼓胀有特效。但若属于虚证之鼓胀，则不宜使用本方。正如张介宾所说："鸡矢……攻伐实邪之剂也，盖凡鼓胀由于停积及湿热有余者，皆宜用之。若脾胃虚寒发胀及中气虚满等症，最所忌也，误服则死。"

关于鸡矢醴的制作及服用法，《本草纲目》引何大英云："用腊月干鸡矢白半斤，袋盛，以酒醅一斗，渍七日，温服三杯，日三；或为末，服二钱亦可。"此方民间现仍常用以治小儿消化不良之腹胀，有佳效。用法：将鸡矢白晒干，焙黄，研末或作丸剂，温开水送服。又法：将鸡矢白晒干，焙黄一两，米酒三碗，煎数沸，去滓，过滤，澄清，空腹服，一日二次。

"鸡矢醴"方中用鸡屎白，从现代科学的角度看，也不是没有道理的，鸡屎白中有大量的胃蛋白酶和其他的一些消化酶。古人不像我们现在，可以制造胃蛋白酶，胃蛋白酶是在 20 世纪 30 ～ 40 年代才被发现的，而古人在公元前就知道用甜酒从鸡屎白中提炼胃蛋白酶了，并用来治疗消化不良。这不能不说是一个伟大的发明，用西方的说法，就是一个奇迹。即使是现在，在中国的一些偏远地区，仍然有人用这个方法来治疗儿童消化不良，也依然有效，并且难能可贵的是价钱便宜，取材方便，有时效果甚至要好于胃蛋白酶，因为其中还含有其他多种消化酶。

第二个有名的有关鸡的方子是乌鸡白凤丸，为妇科之要药。乌鸡白凤丸出自明代龚云林的《寿世保元》，专治妇女气血亏虚引起的月经不调、崩漏带下等症，疗效显著。其实此方出自唐代，经宋、元、明数代沿用修订至明代方才完善。

【处方】乌鸡（去毛、爪、肠）640 克，鹿角胶 128 克，鳖甲（制）64 克，牡蛎（煅）48 克，桑螵蛸 48 克，人参 128 克，黄芪 32 克，当归 144 克，白芍 128 克，香附（醋制）128 克，天冬 64 克，甘草 32 克，生地黄 256 克，熟地黄 256 克，川芎 64 克，银柴胡 26 克，丹参 128 克，山药 128 克，芡实（炒）64 克，鹿角霜 48 克。

【制法】将熟地黄、生地黄、川芎、鹿角霜、银柴胡、芡实、山药、丹参八味粉碎成粗粉，其余乌鸡等十二味，分别酌予碎断，置罐中，另加黄酒 1500 克，加盖封闭，隔水炖至酒尽，取出，与上述粗粉掺匀，低温干燥，再粉碎成细粉，过筛，混匀。每 100 克粉末加炼蜜 30 ～ 40 克，加适量水，泛丸，干燥，制成水蜜丸；或加炼蜜 90 ～ 120 克，制成小蜜丸或大蜜丸即得。

据《本草纲目》记载，乌鸡白凤丸的组方中，最早还有白鸽这一味，而且方名中的白凤其实是指白鸽，其后的方子中渐无此味，可能是古代白鸽较稀有，取材困难所致吧。

乌鸡白凤丸的药效温和，对妇科病人有很大的帮助，对不孕症也有一定的疗效。在清朝，皇宫内苑设有专门的机构制造此方，以备宫中女眷平日保养之用。但其药性偏热，补虚的作用较强，身体不虚寒者并不需要，体热、气盛者服之反而会有副作用，而身体湿热者服用则更糟，副作用更大，如果不知自己身体虚实寒热者最好不要乱用。

近代研究发现，乌鸡白凤丸还可以治疗多种疑难杂症。

（一）慢性肝炎

近年来的药理实验证明，乌鸡白凤丸对四氯化碳肝损伤引起的血清谷丙转氨酶升高有明显的降低作用，提示其能增强肝脏的解毒功能，促进肝糖原和蛋白质的合成代谢，从而对肝脏起保护作用。临床上用乌鸡白凤丸内服治疗慢性肝炎，每次1丸，每日3次，可获得较好的疗效，特别是降低血清转氨酶、麝香酚浊度的作用较为明显。

（二）血小板减少性紫癜

用乌鸡白凤丸内服治疗血小板减少性紫癜，每次1丸，每日2次，可获得显著的疗效。一般服药1个月，其自觉症状及出血现象均有好转以至消失，血小板计数平均提高，效果优于西药（如脱氧核苷酸、环磷酰胺、强的松）及输血疗法。

（三）再生障碍性贫血

用乌鸡白凤丸内服治疗再生障碍性贫血，每次1丸，每日2次，可获得较好的疗效。一般用药两个月即自觉症状好转，血象有较大幅度恢复，服药半年可基本痊愈，血象可稳定在红细胞350万，血小板10万，血色素10～11克。

（四）胃下垂

用乌鸡白凤丸内服治疗胃下垂，每日3次，每次1丸，可获得较好的疗效。

（五）隐匿性肾炎

用乌鸡白凤丸内服治疗隐匿性肾炎，每日3次，每次1丸，30天为1个疗程，有感染者肌注青霉素。

（六）神经性耳鸣

用乌鸡白凤丸内服治疗气血不足而致之神经性耳鸣，每日2次，每次1丸，可获得较好的效果，一般服药5～10天即可见效。

在我的五行五畜补益法中，补肝疏肝多用土鸡，肝肾同补则用乌鸡，妇科疾病当然必用乌鸡了。鸡肉的营养成分见表4-4：

表4-4 鸡肉的营养成分（每百克成分）

矿物质	铁（毫克）	磷（毫克）	钾（毫克）	钠（毫克）	铜（毫克）	镁（毫克）	锌（毫克）
	9	1.4	156	63.3	0.07	19	1.09
三大营养素	蛋白质（克）			脂肪（克）		碳水化合物（克）	
	19.3			9.4		1.3	
维生素	维生素A（毫克）	维生素B$_1$（毫克）	维生素B$_2$（毫克）	维生素B$_6$（毫克）	维生素B$_{12}$（毫克）	维生素C（毫克）	维生素D（毫克）	维生素E（毫克）
	48	0.05	0.09	0.18	0.4	3	221	0.67

五、马（驴）肉

马肉今世较难得，以我为例吧，出生长大在内蒙古，平生也只吃过一次马肉，所以如果要用马肉来调补身体的话，实在太难了。我写此书，本是经世之用，既然取材困难，只好找个代替品。研读古籍，发现阿胶的功用与马肉相近。在临床使用中发现，阿胶也是入肺的良药，特罗列于下。而马肉则只能让我等在想象中品味了。

阿胶：上品，性平，味甘，五行属金，五脏属肺。

为什么我说阿胶属肺呢？《黄帝内经》《本草纲目》等典籍也并没有说阿胶入肺，而一般的中医学知识也仅讲阿胶可以止崩漏、尿血，是一味止血药。我的推理如下：

其一，肺主皮毛。这是中医藏象学说的原理之一，所有的动物的皮原则上都可以入肺，阿胶为驴皮熬制而成，所以属肺脏。

其二，驴与马种性最近。驴的肉、皮之性，与马最近，同样是属凉性。

其三，唐代医学名家陈藏器言：诸胶皆能疗风止泄补虚，而驴皮胶主风为最，此阿胶胜诸胶也。

陈藏器认为阿胶"主风为最"，风邪最容易伤肺，意思是阿胶最能治风邪，也就是说最能补肺固肺。从临床上来看，阿胶治疗肺病有很好的疗效，对哮喘、常年咳嗽都有一定的疗效。这也是为什么选入肺的血肉有情之品有阿胶的原因。

以上所见，阿胶在五脏中属肺无疑。

皮胶距今已有 2000 年的生产历史，最早载于《神农本草经》，列为上品。阿胶最初用牛皮熬制；到唐代，人们发现用驴皮熬制阿胶，药物功效更佳，便改用驴皮，并沿用至今。作为传统中药，阿胶有滋阴补血、安胎的功用，可治血虚、虚劳咳嗽、吐血、便血、妇女月经不调、崩漏等症。

（一）阿胶的制法

《名医别录》载："阿胶生东平郡（今山东东平县），煮牛皮作之，出东阿县。"陶弘景又曰："今东都下亦能作之。用皮亦有老少，胶则有清浊。"《本草图经》曰："今郓州皆能作之。以阿县城北井水作煮为真。造之，阿井水煎乌驴皮，如常煎胶法。其井官禁，真胶极难得。大抵以驴皮得阿井水乃佳耳。今时方家用黄明胶，多是牛皮，《神农本草经》阿胶亦用牛皮，是二皮亦通用。"《本草纲目》云："凡造诸胶，自十月至二三月间，用㸬牛、水牛、驴皮者为上，猪、马、骡、驼皮者次之，其旧皮、鞋、履等物者为下。俱取生皮，水浸四五日，洗刮极净。"根据上述记载可知，古代阿胶原料用牛皮、驴皮及其他多种动物皮类，但以驴皮用阿井水煎成者为最佳。现代已将牛皮胶单列为一种药材,即黄明胶,1990 年版、1995 年版、2000 年版《中华人民共和国药典》均规定以驴皮熬制的胶为阿胶正品。东阿镇阿胶曾获 1915 年巴拿马博览会金牌。

（二）阿胶的药理作用

1. 对造血系统的作用

阿胶有明显的补血作用,疗效优于铁剂。

2. 抗休克作用

麻醉猫,反复从股动脉放血,造成严重的出血性休克,静注 5%～6%的阿胶溶液,每千克体重约 8 毫升,能使极低水平之血压恢复至正常水平,且作用较为持久。另用麻醉猫静注组胺,使血压下降,此时反复注射等渗氯化钠溶液 4 次,每次 10 毫升,血压无明显升高。随即改用 5%的阿胶溶液 20 毫升静注,血压逐渐恢复至正常。

3. 对钙代谢的影响

阿胶能改善动物体内钙平衡。

4. 其他

阿胶有促进健康人淋巴细胞转化作用。

（三）阿胶的临床新用途

1. 治疗特发性血小板减少性紫癜

有人用驴胶补血冲剂治疗特发性血小板减少性紫癜 32 例。方法:口服补血冲剂,每次 1 包,每日 3 次,开水冲服,30 日为 1 个疗程。停用其他药物。结果:痊愈 24 例,显效 6 例,无效 2 例,总有效率为 94%。

2. 治疗月经过多性贫血

有人用驴胶补血冲剂治疗月经过多性贫血 100 例。方法:补血冲剂早、晚各服 1 包,6 日为 1 个疗程。结果:基本痊愈 20 例,显效 49 例,有效 23 例,无效 8 例,总有效率为 92%。

3. 治疗贫血及白细胞减少症

有人用驴胶补血冲剂治疗贫血及白细胞减少症 178 例。方法：给患者口服驴胶补血冲剂，每次 1 包（20 克），每日 2 次，连用 28 日。治疗期间，患者没有服用其他中西药物或采用其他治疗方法。结果：痊愈 37 例，显效 72 例，有效 47 例，无效 22 例，总有效率为 88%。

4. 治疗先兆流产

有人用驴胶补血冲剂治疗先兆流产 30 例。方法：服用驴胶补血冲剂，每日 3 次，每次 2 包（40 克），10 日为 1 个疗程，连服 3 个疗程。要求患者停用其他药物，并卧床休息，避免一切可以引起子宫收缩的刺激，安定情绪，增强营养。结果：治愈 15 例，好转 14 例，无效 1 例，总有效率为 97%。

5. 治疗不孕症

有人以驴胶补血冲剂为主治疗不孕症 33 例。方法：予以驴胶补血冲剂，每次 1 包（20 克），每日 2 次。白带多者用乌贼骨 20 克煎水冲服；痛经者用制香附 30 克煎水调服；闭经者用益母草 20 克煎水冲服；头昏、腰痛者用天麻 20 克煎水冲服。1 个月为 1 个疗程。一般经 1～4 个疗程治疗后有效。其中，经 1 个疗程治疗有效者 6 例；2 个疗程有效者 16 例；3 个疗程有效者 10 例，4 个疗程有效者 1 例。结果：显效 28 例，有效 2 例，无效 3 例，总有效率为 91%。

6. 治疗阳痿

有人以驴胶补血冲剂为主治疗阳痿 40 例。方法：予以驴胶补血冲剂，每次 1 包（20 克），每日 3 次，口服 1 个月为 1 个疗程。凡治疗 1 个疗程已获痊愈的，不再进行第 2 个疗程的治疗。治疗本病 40 例中，肾虚型 29 例，总有效率 97%。其中，偏肾阴虚 17 例，痊愈 8 例，显效 5 例，有效 4 例；偏肾阳虚 12 例，痊愈 4 例，显效 3 例，有效 4 例，无效 1 例；心脾受损型 6 例，痊愈 2 例，显效 1 例，有效

2例，无效1例；恐惧伤肾型3例，显效1例，有效1例，无效1例；湿热下注型2例，有效1例，无效1例。以肾虚型和心脾受损型疗效最好，尤以偏肾阴虚者疗效最好。

7. 治疗烧伤后消化道出血

有人用黄土汤治疗烧伤后消化道出血26例。方法：灶心黄土50克，阿胶、黄芩、附片、白术、生地黄、甘草、乌贼骨（研粉）、白及各10克。每日1剂半，水煎，分3次服或频饮。结果：痊愈20例，显效4例，无效2例（死亡），总有效率为92%。

8. 治疗习惯性流产

有人用阿胶等品治疗习惯性流产60例。方法：受孕后内服补肾安胎饮加味，即党参、杜仲、川续断、狗脊各15克，阿胶（烊化）、艾叶炭、白术、菟丝子、桑寄生、益智仁、补骨脂各12克。自以往习惯性流产月份前1个月开始服用，隔日1剂，连续服过平素习惯性流产月份。加减：肾虚者加山茱萸10克，山药12克；气虚者加生黄芪15克；血虚者加熟地黄15克；血热者加黄芩9克；脾虚者加砂仁6克；流血多者加地榆炭9克。结果：43例痊愈，12例有效，5例无效，总有效率为92%。禁忌：脾胃虚寒、呕吐泄泻者忌用。

（四）阿胶的营养成分

阿胶是一类明胶蛋白，水解后可产生多种氨基酸，主要有：甘氨酸（Glycine）、脯氨酸（Proline）、谷氨酸（Glutamicacid）、丙氨酸（Alanine）、精氨酸（Arginine）、天门冬氨酸（Asparticacid）、赖氨酸（Lysine）、苯丙氨酸（Phenylalanine）、丝氨酸（Serine）、组氨酸（Histidine）、半胱氨酸（Cysteine）、缬氨酸（Valine）、甲硫氨酸（Methionine）、异亮氨酸（Isoleucine）、亮氨酸（Leucine）、酪氨酸（Tyrosine）、色氨酸（Tryptophan）、羟脯氨酸（Hydroxyproline）、苏氨酸（Threonine）等。此外，含有20种元素：钾、钠、钙、镁、铁、

铜、铬、锰、锌、锡、铅、银、镍、钼、锶、钡、钛、锆、铂、铬。

五畜肉类补益五脏法的功效要仔细体会才能知道。其实，我们的先辈已经做了很多探索，我在这里做个总结，供大家参考。

羊肉：上品，五行属火，五脏属心，性热，功同人参。

牛肉：中品，五行属土，五脏属脾，性温，功同黄芪。

猪肉：中品，五行属水，五脏属肾，性凉。

鸡肉：上品，五行属木，五脏属肝，性微温。

马肉：中品，五行属金，五脏属肺，性冷，味辛。

阿胶：上品，五行属金，五脏属肺，性平，味甘。

天道与养生小结

生物钟，人体时刻表，其实就是一个人体潮汐表，人体各器官随人体体液潮汐变化，或涨或落，或兴奋或抑制，有条不紊，阳变阴随，动静开合，循环罔替，人就这样一天天、一年年过去了。而这个人体时刻表，完全遵循天道时刻表，也就是说，人内里的小宇宙是无条件服从外界这个大宇宙的，人内在的小宇宙其实就是外界大宇宙的一个反映，一面镜子。人并不是凭空造出来，人的养生医病都要遵从这个规律，名曰："秉天道、顺天道，顺之则得全寿，逆之则夭寿。"

通过对中医学几千年来典籍的总结和对现代死亡数据统计报告的分析发现，人类的衰老规律是有迹可寻的。中医学一直是按《河图》《洛书》这样一种数理模式来推论的，这是有别于西医学的地方，也是古人在现代实验室科学没有建立起来之前唯一能利用的方法。按这套理论的推导，并结合数千年的治疗经验，在金元时期，著名的医学家李东垣、朱丹溪已经基本上描绘出了人体衰退的主要路线图——脾衰与真阴衰（肝衰），再加上我从现代医学统计学中寻找出来的另一个人体的主要衰退路线——肺衰，这样我们就能拼凑出一个完整的人体衰退全图。也就是说，五脏衰退主要表现在脾、肝、肺这三脏的衰退上，另外两脏心、肾的衰退比例较小，多数时候反而是脾、肝、肺的衰退引起的心、肾衰退。正是因为中医学有这一套强大的生命理论在起作用，中医学才得以发展，并且至今发挥着巨大的作用，反观其他古文明的医学，至今几乎已无迹可寻了。